Miss Green Star

Lisa-Maria Kalnoky

Miss Green Star

Mein Leben mit Glaukom

Lisa-Maria Kalnoky

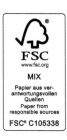

Bibliografische Information der Deutschen Nationalbibliothek: Die Deutsche Nationalbibliothek verzeichnet diese Publikation in der Deutschen Nationalbibliografie; detaillierte bibliografische Daten sind im Internet über dnb.dnb.de abrufbar.

© 2022 Lisa Kalnoky

Covergestaltung und Illustration: alldesignarts
Lektorat und Satz: Andrea Wendl

Herstellung und Verlag: BoD – Books on Demand, Norderstedt
ISBN: 978-3-7568-1893-8

Frühjahr 2020 – Gespräch in der Augenarzt-Ordination:

„Wie geht's Ihnen, Frau K.?"

„Danke gut, nur in der Arbeit ist es langweilig im Lockdown. Es ist nicht viel zu tun."

„An Ihrer Stelle hätte ich schon ein Buch geschrieben!"

Inhaltsverzeichnis

Vorwort	9
1990 – Lisa entdeckt die Regenbogenwürmer	12
2002 – Ice Ice Baby	13
2002 – Immer dasselbe Theater	14
2003 – Endlich frei	15
2009 – Das Adlerauge	17
2009 – Der Glaukom-Papst	20
2012 – Das Regenbogenfeuerwerk	22
2013 – Veränderungen	25
2014 – Termin beim neuen Augenarzt	26
2014 – Prosecco und so	27
2016 – Das Schicksalsjahr	29
Die Regenbogenexplosion	29
Die schmerzlose Gefahr	36
Ich bin Miss Green Star	37
Die Entscheidung	42
Ein Walross auf Reisen	44
Wer bin ich?	46
Hallo, mein Augenlicht	50
2017 – Sorgen einer Mutter	52
2017 – Die Unsicherheit	53
2018 – Möglichkeiten	58
Erbliche Veranlagung	59
Leider geil	60

Ich mag kein Tollpatsch mehr sein	62
Alltagsgeschichten	63
Von Nebenwirkungen und so	65
Oktober 2019 – Dunkle Flecken am Horizont	68
2020 – Von Nettigkeiten und so	70
2020 – Autsch, ich glaube, mich knutscht die Autotür	71
2021 – Von Höflichkeiten und so	73
2021 – Meine Lieblingsuntersuchung	75
2021 – Die Hölle auf Erden	77
November 2021 – Oh Baby	80
2021 – Von Kaffee und so	82
Vorurteile und anderer Quatsch	84
2021 – Movie Time	89
Was ist schon normal?	92
Bin ich verrückt?	97
2021 – Ein grüner Stern	99
Schlusswort – Mein Rat für dich	102
Anhang – Tipps zur Fleckenentfernung	105
Danksagung	106
Literaturverzeichnis	108

Vorwort

Hm, hier sollte wohl ein Vorwort stehen, worum es in diesem Buch geht, was ich damit mitteilen will. Das weiß ich eigentlich nicht so genau.

2016, mit gerade mal Anfang 30, habe ich die Diagnose fortgeschrittenes Glaukom erhalten.

Noch im selben Jahr lernte ich meinen jetzigen Mann kennen und wurde zum ersten Mal Mutter. So nah können also Freud und Leid zusammenliegen.

Zwei Operationen und zahlreiche Untersuchungen später lebe ich nun mit einer Sehbehinderung.

Völlig unbemerkt und schmerzlos wurden meine Augen immer schlechter, ohne Behandlung wäre ich heute vielleicht schon blind. Eigentlich hätte mir die Tatsache, dass meiner Mutter schon viel früher die gleiche Krankheit diagnostiziert wurde, eine Warnung sein sollen.

Vielleicht findet sich hier jemand wieder, der auch an einem Glaukom erkrankt ist, oder mit einer Sehbehinderung lebt. In all den Jahren, in die ich euch hier Einblick gewähre, habe ich mich oft sehr einsam und allein mit meinem Schicksal gefühlt.

Schlussendlich muss auch jeder, egal mit welcher Krankheit oder welchem Schicksal, allein damit klarkommen, jedoch muss man es nicht allein bewältigen.

Vielleicht bist ja genau du jetzt in der Situation, in der ich damals war. Eine Tochter, die ihre Mutter nicht verstanden hat, ein Enkel, der sich wundert, warum der Großvater manchmal gegen die angeblich nicht gesehene Türkante läuft, oder der Mensch, der ungläubig gerade die Diagnose Glaukom erhalten hat.

Dieses Buch soll auf keinen Fall ein medizinischer Ratgeber sein. Viel mehr sind es Einblicke, Etappen, Bruchteile aus meinem Leben, so wie ich die Krankheit Glaukom erlebt habe, erlebe und weiterhin erleben werde.

Was soll jetzt dieses Buch sein? Vielleicht gehst du einfach ein Stückchen mit auf meinem Weg.

„Rund 80.000 Menschen sind in Österreich vom Glaukom betroffen. Viele wissen nichts davon !"

(Quelle: www.auge.at)

Eigentlich hätte ich mir einen anderen Missen-Titel gewünscht, aber dazu hat es nicht gereicht, deshalb habe ich mir kurzerhand selbst ein Krönchen aufgesetzt und mir einen Titel verliehen – „Miss Green Star".

Warum ich diesen Titel verdient habe und wie ich dazu gekommen bin, erzähle ich dir Stück für Stück.

Aber fangen wir einmal in meiner Kindheit und Jugend an.

1990 – Klein Lisa entdeckt die Regenbogenwürmer

Ich bin 5 Jahre alt und beobachte wieder einmal die wunderschön bunt leuchtenden Würmchen, die um die Deckenlampe im Schlafzimmer fliegen. Gelb, grün, rosa und blau funkeln sie in allen Regenbogenfarben, und mein kindliches Ich versucht mit den süßen Würmern Kontakt aufzunehmen. Ich liege mit weit ausgestreckten Armen im Bett meiner Eltern und will sie mit meinen kleinen Händen fangen. Sie schwirren mit ihren bunten Farben um die Glühbirne der alten Lampe, fast so, als würden sie ums Licht tanzen. „Essen gibt's!", ruft meine Mama und ich zucke auf aus meinen vermeintlichen Träumen. Meine Mutter kommt ins Zimmer, um mich zu holen, nimmt mich an der Hand und dreht das Licht ab. Plötzlich sind die Würmchen weg. Ich reiße mich von ihrer Hand los und schalte erneut das Licht ein. Da sind sie wieder, meine bunten Freunde. Bald komme ich wieder, um mit euch zu spielen, denke ich mir mit einem schelmischen Grinsen im Gesicht und laufe ins Esszimmer. Aber psst, das ist mein kleines Geheimnis …

2002 – Ice Ice Baby

„Eine Kugel Vanille und eine Haselnuss bitte", sagt die Frau vor der Theke. Ich mache ihr zwei schöne, extragroße Kugeln und verabschiede mich, um dann schnell nach hinten zur Abwasch zu verschwinden. Das Geschirr stapelt sich. Es ist gerade Hauptsaison im Eisgeschäft und ich mache meinen ersten Ferienjob. Plötzlich kommt die Chefin um die Ecke, schaut mich an und fragt: „Lisa, nimmst du Drogen?" Ich schaue sie ganz entsetzt an, verneine und frage, wie sie denn darauf komme. „Du hast immer so große Pupillen", erwidert sie. Ich senke den Kopf und wasche weiter das Geschirr, bis mir ein Teller hinunterfällt. „Wieder mal", lachen die Kollegen, „das ist unsere Lisa".

2002 – Immer dasselbe Theater

Mama ist schon wieder im Krankenhaus und wird an den Augen operiert. Sie hat irgendeine Augenkrankheit, Grüner Star oder so heißt das. Na ja, so schlimm kann es nicht sein, sie sieht ja gut. Ich weiß nicht genau, was sie hat. Aber nach der Operation wird es ihr sicher besser gehen. Ich verstehe sie überhaupt nicht, ständig dreht sich bei ihr alles um irgendwelche Krankheiten. Es ist immer dasselbe. Ich habe keinen Bock mehr auf das ganze Theater hier. Ich will einfach nur meine Ruhe haben, ich will nicht, dass meine Eltern wieder streiten. Ich will das alles hier nicht. Bald bin ich weg, sage ich mir. Ich habe genug eigene Sorgen und Probleme, da kann ich mir nicht auch noch darüber Gedanken machen.

2003 – Endlich frei

Endlich 18 Jahre alt! Freiheit nennt man das! Heute wird mein Geburtstag mit all meinen Freunden in einer großen Disco gefeiert. ER ist auch bei mir. Ich bin so glücklich, jetzt können mir meine Eltern nichts mehr vorschreiben. Nun wird erst mal richtig Party gemacht.

Er fährt mit mir die Straße Richtung Nachtclub entlang, wir hören laute Musik, die Beats bringen die Boxen seines aufgemotzten Autos so richtig zum Vibrieren. Einfach cool.

Jetzt beginnt das wahre Leben, denke ich mir und beobachte die von einem bunt leuchtenden Ring umgebenen Laternen, der Mond funkelt in einem regenbogenfarbenen Schein und die entgegenkommenden Autos blenden uns mit ihren Lichtern in den schrillsten Farben. Sogar die Welt leuchtet heute besonders hell für mich. Was für ein geiler Tag!

Ich werde oft gefragt, ob ich nicht früher etwas gemerkt habe, ob mir nichts seltsam vorgekommen ist als Kind oder Jugendliche.

Nein, eigentlich nicht.

Bis auf die Regenbogenwürmer, die mein kindliches kleines Geheimnis waren, und die als Halos bezeichneten Regenbogen um Lichtquellen herum, die ich auch für normal gehalten habe. Erst jetzt im Nachhinein assoziiere ich einiges mit meiner Augenerkrankung. Dass ich früher öfters auf meine großen Pupillen angesprochen wurde, die auf lustigen Partyfotos aus der Disco, im Gegensatz zu den anderen, immer knallrot leuchteten. Oder auch, dass mich der eine oder andere Junge, den ich gedatet habe, nicht nur aus einer Flirtlaune heraus auf meine krassen Augen angesprochen hat …

Ich habe einmal gelesen, dass auch ganz kleine Kinder vom Glaukom betroffen sein können, und dass das dann oft Kinder mit wunderschönen, großen Augen sind. Ich kann Eltern nur raten, ihre Kinder rechtzeitig bei einem vertrauenswürdigen Augenarzt untersuchen zu lassen, denn gut zu sehen ist keine Garantie, völlig gesund zu sein.

„Das Wort ‚Halo' stammt aus dem Griechischen (Halos) und heißt so viel wie Scheibe. Es bezeichnet eine Gruppe optischer Erscheinungen von Ringen, Bögen, Flecken oder Säulen." (Quelle: www.dwd.de)

2009 – Das Adlerauge

Meine Mutter nervt mich wieder mal und redet immerzu auf mich ein, ich solle zum Augenarzt gehen, um meine Augen kontrollieren zu lassen. Bei ihr wurde schon vor langer Zeit Grüner Star diagnostiziert und es kann ja vererbt werden. Ich sehe überhaupt keinen Grund dazu, schließlich habe ich Augen wie ein Adler. Ich lasse mich doch überreden, damit sie endlich aufhört, mich zu nerven. Ich bin frisch verliebt und erst kürzlich zu meinem Freund ins Burgenland gezogen. Dort suche ich mir einfach im Telefonbuch einen Augenarzt oder besser gesagt eine Ärztin.

Ein paar Wochen später sitze ich im Warteraum der schicken Ordination. Ich habe tausend Gedanken im Kopf: Urlaub, Party, mein neues Outfit, aber sicher nicht meine Augen. Wird schon alles gut sein, sage ich mir, ich sehe schließlich alles scharf, was kann da schon sein? Ich bin endlich dran. Die Ärztin fragt mich, warum ich hier bin. Ich sage ihr patzig: „Weil meine Mutter das will. Sie hat den Grünen Star und Angst, dass sie es uns Kindern vererbt haben könnte."

Die Ärztin macht zuerst einen Sehtest. Visus 120! Sag ich ja, ich bin ein verdammter Adler. Nun schaut sie in meine Augen. Der Augendruck sei viel zu hoch, meint sie und guckt noch mal prüfend nach. Ich habe keine Ahnung, was der Augendruck ist. Ich habe mich damit nie beschäftigt. Es hat mich einfach nie wirklich interessiert, was meine Mutter hat. Ich bin jung und möchte leben, lieben und Spaß haben. Ich habe erst eine böse Trennung hinter mir und für so etwas gar keinen Kopf.

Gesichtsfeldtest. Okay, ich setze mich also hin und schaue mit einem verbundenen

Auge in dieses doofe Kästchen. In der Hand habe ich eine Art Controller, den ich nur drücken soll, wenn ich auf dem Bildschirm, auf den ich geradeaus blicke, einen Lichtpunkt aufleuchten sehe. Echt mühsam, der Scheiß, denke ich mir und lasse es über mich ergehen.

Nachdem ich dasselbe mit dem zweiten Auge gemacht habe, nehme ich wieder kurz im Warteraum Platz und warte, bis die Ärztin mich endlich aufruft. Na Halleluja, endlich höre ich meinen Namen und gehe ins Ordinationszimmer.

„Frau K", sagt die Ärztin mit leiser Stimme, „Sie haben erhöhten Augendruck, Ihr Gesichtsfeld ist in Ordnung. Ich verschreibe Ihnen augendrucksenkende Tropfen, kommen Sie in vier Wochen noch einmal zur Kontrolle."

Ich gehe nach Hause und denke mir nicht wirklich was dabei. Am nächsten Tag erzähle ich es eher beiläufig meiner Mutter. Die schlägt sofort Alarm und bittet mich, einen Termin bei einem Spezialisten, ihrem Spezialisten in Wien, zu machen. Ich tue, was sie sagt und vereinbare einen Termin.

„Früh erkannt ist das Glaukom sehr gut behandelbar. Dennoch ist es in Europa noch immer die häufigste Erblindungsursache!"

(Quelle: www.auge.at)

2009 – Der Glaukom-Papst

Es ist so weit – ich habe den Termin bei dem hochgepriesenen Arzt meiner Mutter. Er soll sozusagen der Glaukom-Papst persönlich sein.

Gut, bringen wir es hinter uns, denke ich mir und steige in den alten Fahrstuhl des Gebäudes. Im Warteraum angekommen sehe ich mich um, ein Pensionist nach dem anderen sitzt hier. Der Altersschnitt ist um die hundert, denke ich mir, und dann warte ich – und warte, und warte, und warte noch immer.

Ich bin schon richtig sauer, als ich nach einer gefühlten Ewigkeit endlich drankomme und scherze innerlich, ob die anderen alle so alt aussehen, weil sie so lange gewartet haben.

Ich bin an der Reihe und frage mich, ob mir inzwischen das eine oder andere weiße Haar gewachsen ist.

Nun gut, das ist er also, der Herr Doktor. Ein großer Mann mit Auftreten, das muss ich schon sagen. Er redet nicht viel und schaut mir sofort in die Augen. Okay …

Er tropft mir wieder irgendein Zeug hinein, wie schon die vorhergehende Ärztin, und dann wird der Augendruck gemessen.

„Viel zu hoch", sagt er. Er meint, ich solle die Augentropfen weiterverwenden, macht dann noch einige weitere Untersuchungen und bestellt mich in drei Monaten wieder zur Kontrolle.

Später zicke ich meine Mutter an, weil ich so lange warten musste und keinen Bock auf das Ganze habe. Es ist doch nichts Ernstes.

„Der physikalische Druck auf die Augeninnenwand wird in der Fachsprache als ‚intraokularer Druck' bezeichnet. Das Kammerwasser ist eine durchsichtige Körperflüssigkeit, die im Auge den Augeninnendruck reguliert. Das Kammerwasser wird im vorderen Teil des Auges produziert und transportiert Nährstoffe zur Linse und Hornhaut. Der Normaldruck bewegt sich zwischen 10 und 21 mmHG ."

(Quelle: www.gutblick.ch)

2012 – Das Regenbogenfeuerwerk

Mein Freund und ich haben uns mittlerweile getrennt und ich bin wieder in meine alte Heimat gezogen. Dort habe ich eine kleine Einzimmerwohnung und versuche gerade, mich gemütlich einzurichten. Ich bin so froh, endlich wieder in der Nähe meiner

Freunde zu leben, sie haben mir im Burgenland sehr gefehlt.

Es ist ein Kinoabend angesagt, wir wollen uns die coole neue Komödie reinziehen.

Popcorn, Nachos – geil.

Am Weg zum Kino fallen mir die Regenbogen um die Straßenlaternen extremer als gewohnt auf. Ich frage meine Freunde, ob sie diese auch sehen, sie verneinen. Hm okay, diesmal sind sie echt heftig. Aber egal, ich schaue mir den Film an.

Nach der Vorstellung kommen mir dann doch Zweifel, ob das, was ich sehe, normal ist. Ich habe Kopfschmerzen, mir ist schwindelig.

Ich bitte einen Freund, mich ins Krankenhaus zu fahren. Augenstation. Ich schildere die Lage und sage, dass ich Regenbogen um Lichter sehe. Diagnose: Extrem hoher Augendruck. Glaukom-Anfall. Es ist nicht nur das erste Mal, dass ich über meine Lichterscheinungen spreche, sondern auch das erste Mal, dass das Wort Glaukom so direkt angesprochen wird.

Ich bekomme drucksenkende Tabletten.

Einen Tag später …

Mir ist kotzübel und schwindelig. Meine Hände und Füße kribbeln. Es fühlt sich so an, als würde jemand die gesamte Energie gewaltsam aus ihnen heraussaugen. Ich schenke das Glas Wein ein und rufe dem Stammgast zu: „Ich komme gleich!"

Es ist bereits 1 Uhr morgens und ich bin müde. Gestern hatte ich vermutlich einen Glaukom-Anfall. Heute stehe ich wieder hinter der Bar, um zu kellnern. Ich brauche das Geld und es ist ein guter Nebenjob. Das Lokal ist etwas verraucht, und die Stammgäste nerven mich, aber was soll's, denke ich mir. Vermutlich ist das alles eine Nebenwirkung der drucksenkenden Tabletten. Ich stelle dem Gast das Glas Wein auf die Bar und setze mich kurz hin.

Ich bin übrigens, wie du dir denken kannst, eine miserable Kellnerin. Dennoch schaffe ich es schon seit Jahren mit Charme und einem Lächeln, diesen Job so nebenbei zu machen.

Irgendwie habe ich auch das Glück, immer nette Vorgesetzte und Kollegen zu haben, und wenn mal wieder im Lokal Geschirr zu Boden fällt, ist das schon wie ein „Running Gag".

„Das ist unsere Lisa."

Das Kribbeln in Händen und Füßen kann eine Nebenwirkung der drucksenkenden Medikamente sein und lässt sich laut Ärzten auf einen Kaliummangel zurückführen!

2013 – Veränderungen

Ich habe eine scheiß Zeit, Liebeskummer, zu viel Arbeit … Ich habe keine Lust mehr, ständig nach Wien zum Augenarzt zu fahren und dort zu warten, bis mir das nächste graue Haar wächst. Ich schaue mich nach einer Alternative um. Im Telefonbuch werde ich wieder fündig und mache mir einen Termin bei einem anderen Arzt.

2014 – Termin beim neuen Augenarzt

Was für ein komischer Kauz, denke ich mir, als ich den neuen Augenarzt zum ersten Mal sehe. Aber immerhin ist er in der Nähe und ich habe nicht so lange Wartezeiten.

Er macht einen Sehtest mit mir. Ich sehe super. Ich erzähle ihm von meinem hohen Augendruck und vom Glaukom meiner Mutter. Er schaut mit einem seltsamen Gerät in meine Augen und meint, alles sei in Ordnung. Kein hoher Augendruck, aber ich nehme ja Augentropfen, also alles gut.

Bei weiteren Terminen wird er mir sagen, dass ich wahrscheinlich gar kein Glaukom habe. Auf meine bunten Regenbogen angesprochen meint er nur, das habe er auch. Nun gut, er ist ja Arzt, er muss es wissen, denke ich mir. Einen Gesichtsfeldtest macht er nie. Das sei schließlich nicht notwendig in meinem Alter. Mir passt es so. Es scheint alles gut zu sein. Da ich nichts habe, muss ich mir auch nicht weiter Gedanken machen.

Heute weiß ich, dass es die Zeit war, in der sich meine Augen rapide verschlechtert haben und ich schleichend immer weiter in Richtung Erblindung geschlittert bin.

Aber es sind auch glückliche Jahre gewesen. Mir ist es, bis auf ein paar kleine persönliche Dramen, gut gegangen. Ich habe viel gefeiert und das Leben genossen.

2014 – Prosecco und so

Ich habe es mir im Wohnzimmer meiner Freunde Tom und Alex gemütlich gemacht. Wir wollen uns den neuen Horrorfilm reinziehen. Ich sitze allerdings auf einer Decke am Boden. Zu groß ist die Angst von Alex, dass ich ihm sein neues Designersofa anpatzen könnte. Ja, die beiden leben etwas dekadent und sind ein wenig pedantisch. Also hat man mir, wie ihrem Hündchen Kiara, eine Decke auf den Boden gelegt.

Tom schenkt uns allen ein Gläschen Prosecco ein, ich nehme das Glas in meine Hand, um mit den beiden anzustoßen …

GLAUKOM-ALARM!

Version 1

„Prost", sage ich, spreche einen Toast aus und nehme einen guten Schluck des edlen Tropfens, das Glas platziere ich anschließend sicher auf dem Untersetzer am Tisch.

Version 2

„Prost", sage ich, will ein Schlückchen nehmen, und in dem Moment fällt mir das Glas aus der Hand, weil ich es nicht sehe. Prosecco spritzt in alle Richtungen, Tom und Alex springen panisch auf und laufen kreischend in Richtung Putzmittellade. Zum Glück hat das Designersofa nur ein paar Spritzer abbekommen. „Das ist unsere Lisa, ein kleiner Tollpatsch!"

Herausforderungen im Leben eines Glaukom-Patienten: Es endete mit Version 2, und als Geburtstagsgeschenk gab es später von den beiden ein Trinkfläschchen für Babys.

„Der Begriff Glaukom (Grüner Star) fasst verschiedene Augenerkrankungen zusammen, bei denen der Sehnerv geschädigt wird. Dies führt dazu, dass das Gesichtsfeld immer größere Lücken aufweist. Das Gesichtsfeld ist der Sehbereich, den man wahrnehmen kann, ohne die Augen zu bewegen ."

(Quelle: www.gesundheitsinformation.de)

2016 – Das Schicksalsjahr

Die Regenbogenexplosion

Es geht mir nicht gut. Ich sehe verschwommen, habe stechende Schmerzen hinter den Augen und sehe wieder meine Regenbogen um jede Lichtquelle. Meine Mutter macht mir, als ich ihr davon erzähle, sofort einen Termin bei ihrem Glaukom-Papst. Diesmal keine lange Wartezeit, ich komme sofort dran. Glaukom-Anfall. Weit fortgeschrittenes Glaukom. Mein Gesichtsfeld, das seit

2009 nicht mehr überprüft wurde – eine Katastrophe.

Das linke Auge hat es besonders hart getroffen. Ich habe nur noch gut ein Viertel Gesichtsfeld pro Auge. Eher weniger.

Der Doktor ruft sofort seinen Kollegen im Krankenhaus an und macht mir noch am nächsten Tag einen Termin für eine Operation. Ich melde mich panisch bei meiner Mutter, erst jetzt verstehe ich den Ernst der Lage. Ich bin dabei zu erblinden und merke es nicht mal. Wie konnte mir das nicht auffallen? Ich rufe sofort in der Arbeit an und gebe Bescheid, fahre wie ein Roboter nach Hause und packe meine Sachen.

Meine Eltern bringen mich ins Krankenhaus. Dort werden diverse Untersuchungen gemacht, ich bekomme Entwässerungstabletten, die über Nacht den Augendruck senken. Mir geht es schlecht und die Tabletten bescheren mir eine Übelkeit, die mich kotzen lässt.

Am nächsten Tag werde ich in den OP-Saal geschoben und wache mit einem verbundenen linken Auge wieder auf. Es ist eine Trabekulektomie gemacht worden.

Psychisch bin ich in keinem guten Zustand. Mein Bauch schmerzt. Ich habe einen Morbus-Crohn-Schub.

Auch diese entzündliche Darmerkrankung wurde 2015 bei mir nach langem Leiden diagnostiziert. Das äußerte sich in extremen Krämpfen, Blähungen und Durchfällen bis zu 20 Mal am Tag.

Eine Krankheit bemerkt man doch. Wie konnte mir das Glaukom so lang nicht aufgefallen sein, frage ich mich und schleppe mich die Treppen des alten Gebäudes hinunter, um erst mal eine Zigarette zu rauchen. Rauchen ist schlecht. Das weiß ich, das sagen die Ärzte. Es ist schlecht bei Morbus Crohn, es ist schlecht bei Glaukom, es ist generell das Schlechteste, das man tun kann, dennoch tue ich es und hasse mich dafür, dass ich nicht anders kann.

Als am nächsten Tag die Augenklappe entfernt wird, sehe ich einfach nichts. Nein, nicht *nichts*, wie man es sich so vorstellt, im Sinne von schwarzer Leere, sondern es ist alles verschwommen wie nie zuvor. Mein Auge ist weich wie Pudding. Der Druck ist jetzt so niedrig, sagen die Ärzte, dass mir mein Auge so weich vorkommt. Nun gut, ich habe ja noch mein rechtes Auge, welches am darauffolgenden Tag per Laser ebenfalls operiert werden soll. Mittlerweile sehe ich auf beiden Augen nicht wirklich gut, aber mit dem rechten kann ich noch lesen. Mein Linkes ist blutunterlaufen.

Ich erfahre, dass meine Sehnerven schon sehr stark beschädigt sind, ausgehöhlt, sagen die Ärzte. Aber ich kenne mich mit deren Fachsprache nicht aus. Ich weiß nur, dass nichts mehr ist wie zuvor.

Nun liege ich im Zimmer, es ist voll mit alten Leuten, niemand in meinem Alter in dieser Abteilung. Meine Kopfhaut juckt und schuppt. Ich bitte meine Mutter, mir meinen Spezialschaum vom Hautarzt zu bringen und ein paar frische Sachen zum Anziehen. Bei der Visite frage ich den Arzt, ob ich den Schaum verwenden darf. Er sagt, ich solle ihn nicht benutzen, da er Cortison enthalte und das den Augendruck erhöhen könne. Ich bin angepisst und zicke herum wie eine Diva. Ich frage mich, ob ich auch noch mit Schuppen herumrennen soll.

In der Nacht helfen mir nicht mal die Ohrenstöpsel beim Schlafen, so laut schnarcht die fast hundertjährige Zimmerkollegin.

Untertags vertreibe ich mir die Zeit mit Facebook und dem Internet am Handy und behalte meine Gewohnheiten bestmöglich bei, indem ich mich trotzdem schminke. Das ist meine Art, so will ich mit Dingen zurechtkommen. Ich will schön aussehen. Egal wie ich mich fühle.

Plötzlich ploppt eine Nachricht auf meinem Handy auf. So ein Typ schreibt mir auf Facebook. Er schreibt, dass ich süß aussehe, aber das würde mir mein Freund sicher sowieso jeden Tag sagen. Okay – denke ich mir, was für eine Anmache, und antworte bissig, dass ich keinen Freund habe.

Ich weiß noch nicht, dass ich diesen Typen eines Tages heiraten werde, aber das ist eine andere Geschichte …

Eine Woche später werde ich aus dem Krankenhaus entlassen und fahre mit meinen Eltern endlich nach Hause.

Ich bin so froh, wieder daheim zu sein, und style mich, denn ich habe tatsächlich ein Date mit dem Typen von Facebook. Er hat sich wirklich die ganze Zeit über meine depressiven Augengeschichten angehört, na ja, besser gesagt gelesen, denn wir haben ja bisher nur geschrieben. Die Augen darf ich nicht schminken, deshalb setze ich mir eine Sonnenbrille auf, und wir treffen uns vor meinem Wohnhaus, da ich in dem Zustand nirgendwo anders hingehen will. Er kommt, und ich denke, dass er ganz gut aussieht. Ich sehe ihn lediglich verschwommen und durch meine dunkle Sonnenbrille. Er hat Blumen dabei und wir begrüßen uns, um dann nach einem kurzen Beschnuppern zu mir nach Hause zu gehen, um zu plaudern.

Ja, mein Gott, ich habe einen Fremden mit nach Hause genommen, aber irgendwie fühlte er sich nicht fremd an.

Von dem Tag an sind wir zusammen.
 Unglaublich, aber wahr. Er begleitet mich zu jeder Kontrolluntersuchung ins Krankenhaus, nimmt sich dafür extra Urlaub. Wir fahren für ein paar Tage nach Kärnten, wohnen im Haus seiner Schwester, machen von dort aus einen Ausflug nach Venedig

und genießen einfach die Zeit bis zu meiner nächsten OP. Ich bin noch immer krankgeschrieben, da ich wirklich kaum etwas sehe auf meinem frisch operierten Auge.

Es ist so unbeschwert und leicht. Ich bin glücklich, und mit ihm vergesse ich sogar für kurze Momente. Ich vergesse meine Vergangenheit, ich vergesse meine Schmerzen und Krankheiten. Einfach leben, jung und frei sein.

Eine Trabekulektomie wird auch Filterkissen-Operation genannt, dabei wird eine Öffnung in die Hülle des Augapfels gemacht, sodass das Wasser langsam aus dem Auge unter die Bindehaut abfließen kann. Das hilft, den Augendruck zu senken.

(Laien-Erklärung meinerseits)

Die schmerzlose Gefahr

Meine Mutter fährt mit mir wutentbrannt zu dem Arzt, der mein Glaukom nicht erkannt hat. Zu dem Arzt, der meinte, ich hätte kein Glaukom, während meine Augen unter seiner Obhut immer schlechter wurden.

Wir melden uns bei der Ordinationshilfe an und bitten um ein Gespräch. Als wir zum Arzt hineingebeten werden, bin ich ganz still. Meine Mutter spricht, ich weiß aber nicht, was. Ich habe komplett abgeschaltet. Ich weiß nicht, was ich empfinde. Er schaut meine Mutter an. Sie schaut ihn an. Er sagt irgendwas von: „Es tut mir leid." Doch tut es ihm wirklich leid? Ist er schuld? Bin ich schuld? Wer ist schuld? Ist es wichtig, wer schuld ist? Ich kann es nicht mehr ändern, er auch nicht. Hätte ich ihm nicht vertrauen sollen? Schließlich waren schon Vorzeichen da. Aber er ist doch Arzt, er hätte es doch sehen müssen. Ein Blick in meine Augen hätte genügt. Meine Sehnerven sind stark beschädigt. So sagt es das Gutachten.

Der Arzt lebt und ordiniert ganz normal weiter. Ich glaube, seinem Ansehen tat es nicht einmal weh – und wenn schon, es ändert nichts.

Ich wünschte, es hätte mir wehgetan, das Glaukom, und wäre nicht diese stille unsichtbare Gefahr gewesen. Doch obwohl es zunächst nichts geändert hat, ist jetzt alles anders.

Ich bin Miss Green Star

Es ist April 2016, meine zweite OP steht an. Nun ist also das rechte Auge für die Trabekulektomie an der Reihe.

Der Typ von Facebook fährt mich ins Krankenhaus. Nennen wir ihn ab jetzt einfach Max, Max Mustermann.

Wieder dieselbe Scheiße. Ich mag nicht. Ich werde operiert und mache die Prozedur nun mit dem anderen Auge mit. Diesmal bin ich in einem kleineren Zimmer.

„Hallo, ich bin Vicky", höre ich eine freundliche Stimme sagen. Neben mir im Bett liegt eine junge Frau.

Endlich mal eine Person, die den Altersschnitt hier senkt, denke ich mir und stelle mich vor.

Sie hat ebenfalls eine Augenerkrankung, wenn auch eine andere. Bedingt durch ihren Diabetes hat sie Augenprobleme. Ihr Freund heißt wie meiner. Was für ein Zufall. Ich fühle mich verstanden, zum ersten Mal in meinem Leben.

Wir freunden uns an, plaudern die Nacht durch und gehen gemeinsam rauchen in den Hof. Das „Verbotene", endlich habe ich Anschluss hier gefunden. Jemanden mit einem ähnlichen Schicksal, eine Verbündete. Vicky und ich bleiben in Kontakt, tauschen unsere Nummern aus.

Am nächsten Tag kommen mich Freunde besuchen, Alex nennt mich, angelehnt an meinen Vornamen, sonst immer „Miss Lis", jetzt ruft er mich fröhlich „Miss Green Star", das gefällt mir. Ab jetzt bin ich „Miss Green Star". Auch eine Arbeitskollegin, die in der Nähe des Spitals wohnt, kommt vorbei. Da ich heute besonders verschwommen sehe, stützt sie mich, sodass ich nicht stolpere, und wir gehen in den Garten des Krankenhauses. Ich schäme mich, weil mein Auge blutunterlaufen ist, aber ich lasse mir nichts anmerken. Ich erfahre, dass in der Arbeit angefangen wurde, Geld für ein Gute-Besserung-Geschenk für mich zu sammeln, dann aber doch nichts daraus wurde, weil sich nicht alle beteiligen wollten. Das macht mich traurig. Max versucht, mich zu trösten.

Schon mein ganzes Leben komme ich nur schwer mit Ablehnung klar, bin ein absoluter Kopfmensch, der sich zu viele Gedanken macht. Aber so ist es. Max ist da. Ich bin Miss Green Star. Alles ist gut.

Ein paar Tage später bin ich endlich wieder zu Hause. Max ist bei mir und wir liegen auf der Couch. Mein Bauch tut weh, ich habe wahrscheinlich wieder einen Morbus-Crohn-Schub von all dem Stress. Ich spüre einen heftigen Stich im Unterleib. Ich verkrampfe mich komplett und weine und schreie vor Schmerzen. Solche Qualen hatte ich zuvor noch nie und ich habe wirklich schon einiges durchgestanden.

„Bitte bring mich ins Krankenhaus", sage ich mit schmerzverzerrter Stimme. Es ist ein

Uhr morgens, als ich auf der Station aufgenommen werde.

Max wartet zunächst und fährt dann wieder zurück zu meiner Wohnung, weil er am nächsten Tag arbeiten muss. Ich liege in so einem komischen Bett auf dem Gang, nur mit einem Vorhang vor Blicken geschützt.

Ich sehe kaum etwas, meine Dioptrien schwanken seit den Operationen. Ich sage, dass ich an Morbus Crohn leide und bekomme eine Infusion angehängt.

Etwas später kommt eine Krankenschwester zu mir und fragt mich, ob es sein kann, dass ich schwanger bin.

Ich verneine schockiert und erkläre ihr, dass ich erst vor ein paar Tagen an den Augen operiert wurde und sicher nicht schwanger bin. Dennoch macht sie einen Test. Ich rechne gar nicht damit, weshalb ich auch nicht nervös bin.

Die Schwester bittet mich in einen Raum und hält mir den Test vor die Nase, den ich aber nicht scharf wahrnehmen kann.

„Frau K., Sie sind schwanger!"

Ich bin geschockt, was soll ich sagen, sprachlos. Wie kann das nur sein?

Ja, ich weiß, wie man Babys macht, versteht mich nicht falsch, aber WIE KANN DAS NUR SEIN?

Ich spreche nichts. Wortlos wird mir Blut abgenommen, was dann das Testergebnis bestätigt, sehr hoher HCG-Wert. Ich habe tausend Gedanken im Kopf. Das ist alles, was ich mir jemals gewünscht habe, aber so habe ich mir das nicht vorgestellt.

Gedankenkarussell. Es wird ein Ultraschall gemacht, man sieht nichts. Verdacht auf Eileiterschwangerschaft. Ich soll nach ein paar Tagen wieder kommen.

Mir ist das alles zu viel. Ich rufe Max an, Schockstarre.

Wenige Tage später ist auf dem Ultraschall tatsächlich ein kleines Pünktchen zu sehen. Wieder muss ich mit Krämpfen stationär im Krankenhaus aufgenommen werden. Mittlerweile sammle ich die Krankenhausbändchen wie Souvenirs.

Zwei Tage später trete ich erneut zur Ultraschalluntersuchung an. Was soll ich sagen, plötzlich sind es zwei kleine Pünktchen! Zwillinge. Doppelte Schockstarre.

Die Entscheidung

Ich muss mehrmals wöchentlich zur Kontrolle in die Augenambulanz. Meine Augen sind noch immer weich wie Butter. Ich sehe nicht mehr wie vor den Operationen. Der Arzt sagt, durch die OP-Nähte habe ich eine Hornhautverkrümmung, was zu diesen komischen Bildern führt.

Während der Autofahrten muss ich mich mehrmals übergeben. Die Schwangerschaftsübelkeit macht mir zu schaffen. Als der Augenarzt erfährt, dass ich schwanger bin und es auch schon bei der Operation war, ändert sich seine Stimme und eine gewisse Besorgnis ist herauszuhören. Er sagt, dass er keinerlei Erfahrungen in diese Richtung hat und dass ich bei der Operation gewisse Zytostatika ins Auge bekommen habe.

„Zyto-was?", frage ich.

Zytostatika sind Substanzen, die das Zellwachstum, genauer gesagt die Zellteilung, hemmen und vor allem bei der Behandlung von Krebs eingesetzt werden. Man wisse nicht, wie sich das auf den Verlauf der Schwangerschaft auswirke.

Der Arzt vereinbart für uns einen Termin mit einem Spezialisten auf dem Gebiet. Ich fühle mich wie in einem schlechten Film. Nur dass es mein Film ist.

Der Spezialist sagt uns, dass durch die Medikamente ein gewisses Risiko einer Behinderung für die Kinder bestünde. Ich entscheide mich dennoch, die Schwangerschaft weiterzuführen.

Später wird ein Herzchen niemals zu schlagen beginnen. Das zweite Herzchen bringe ich im Dezember gesund zur Welt.

„Genauso wie der Graue Star hat diese Erkrankung nichts mit dem Vogel, sondern nur mit dem ‚starren' Blick des letztendlich Erblindeten zu tun. Die Bezeichnung ‚grün' bezieht sich auf ein grünliches Schimmern der Pupille bei bestimmten fortgeschrittenen Formen."

(Quelle: auge-online.de)

Ein Walross auf Reisen

Der Zustand meiner Augen hat sich mittlerweile etwas eingependelt. Ich habe mir die schickste Brille gekauft, aber ich hasse dieses Ding. Sie erinnert mich an all das, was ich war und nie mehr sein werde.

Ab jetzt ist alles anders. Ich fühle mich gar nicht mehr wie eine Miss, schön und grazil. Eher wie ein Walross mit Brille, das über jeden Stein stolpert. Okay, das liegt vielleicht auch an meinen anderen Umständen.

Auf jeden Fall sind wir gerade in Italien am Meer. Max, seine beiden großen Kinder aus seiner vorigen Beziehung und meine Wenigkeit. Ich genieße die Zeit, es hat fast wieder was von Unbeschwertheit. In der Stadt hält sein jüngster Sohn liebevoll meine Hand, damit ich nicht hinfalle.

Ja, da lauern mittlerweile so einige Gefahren für mich. Besonders gern haben mich Gehsteigkanten und Verkehrsschilder, die irgendein Schlauer mitten am Gehsteig platziert hat. Die küssen dann ganz gern meine Füße oder meine Stirn.

Wir wollen Tischtennis spielen, das habe ich immer gern gemocht. Ich habe mein coolstes Sportoutfit an und schmeiße mich in Pose à la Anna Kournikova in ihrer besten Zeit. Ein kurzes Stöhnen zum Aufschlag. Max schmettert den Ball zurück in meine Richtung.

GLAUKOM-ALARM!

Version 1

Ich renne elegant in Richtung Ball, schlage ihn wieder zurück zu Max und wir spielen ein paar tolle Sätze in dem Turnier, das ich natürlich gewinne.

Version 2

Der Ball ist weg.

Tägliche Hürden eines Glaukom-Patienten: Es endete mit Version 2. Es gibt keine Version 1. Ich kann einfach keine Ballspiele mehr spielen, Leute.

Wer bin ich?

Wieder mal sitze ich bei meinem Anwalt. Ich möchte den Arzt, der das Glaukom nicht erkannt hat, juristisch belangen. Obwohl kein Geld der Welt jemals ein Trost für den Verlust eines Teils meines Augenlichts sein könnte. Seine Versicherung schlägt eine außergerichtliche Einigung vor.

Er ist nicht schuld, dass ich Glaukom habe. Aber er trägt meiner Meinung nach eine Mitschuld, dass das Glaukom so weit fortschreiten konnte.

Fakt ist: In so einer Situation wie in jener in der ich jetzt bin, muss man in einem Land wie Österreich heutzutage nicht sein. Mein Verlauf ist sicher nicht die Norm, sondern die Ausnahme.

Es folgen weitere Anwaltstermine und mühsame Kontrollen für Gutachten von Sachverständigen. In meinem schwangeren Zustand ist wirklich alles sehr kräftezehrend und nervenaufreibend für mich. Zu diesem Zeitpunkt bin ich laut Gutachten gerade noch fähig, ein Auto zu lenken, habe aber Schwierigkeiten in vielen alltäglichen Bereichen und bin selbst bei der Arbeit auf dem Computer eingeschränkt.

Wenig später halte ich einen kleinen, orangen Behindertenausweis in den Händen und habe fortan einen geschützten Behindertenarbeitsplatz. Ich weiß nicht, ob ich das gut oder schlecht finden soll. Von jetzt an zeige ich meinen kleinen, orangen Pass immer nur dann, wenn ich behindert sein will. Im Freibad, wenn es Ermäßigungen gibt, oder bei Veranstaltungen für günstigere Karten. Etwas Positives muss ich ja davon haben.

Das große Problem an der Sache: Einerseits willst du „normal" sein. Du willst nicht, dass dir jemand etwas von deiner Behinderung ansieht. Andererseits nimmt dich einfach keiner ernst. Wenn dir ein Bein fehlt, dann sehen das die Leute, fehlt dir aber ein Teil deines Augenlichts, sieht das kein Mensch. Wie denn auch? Selbst, wenn du es ihnen sagst und erklärst. Wie sollen sie auch verstehen, dass ein Mensch die kleinste Schrift in der Zeitung lesen kann, aber sehbehindert ist? Wie sollst du ihnen erklären, dass du dabei bist, zu erblinden? Dass du noch Autofahren kannst, aber offene Küchenkästchen ein großes Verletzungsrisiko darstellen und Treppen eine Todesfalle sein können? Dass die Operation deine Sicht nicht verbessert hat und die Brille nicht die Lösung des Problems ist? Wie sollst du das erklären?

Ich will gesehen werden, aber ich will nicht, dass die Leute es sehen.

Es gehen mir so viele Gedanken immer wieder durch den Kopf und unterschiedliche Gefühle steigen in mir hoch:

Leere

Da sitze ich nun. Ich bin sehbehindert. Wie soll es weitergehen? Was wird in der Zukunft sein? Werde ich mein Kind aufwachsen sehen? So viele Fragen und doch keine Antworten. Ich streichle über meinen immer größer werdenden Bauch und spüre eine unglaubliche Leere.

Wut

Ich bin wütend auf den Arzt, der diese scheiß Krankheit bei mir nicht erkannt hat. Aber ich bin auch wütend auf mich selbst, dass ich es einfach nicht bemerkt habe. Oder wollte ich es nicht merken?

Wollte ich glauben, dass ich unbesiegbar bin und nichts mir etwas anhaben kann? Bin ich etwa selbst schuld?

Ich schreie. Ich schreie, so laut ich kann. Doch will mich jemand hören?

Trauer

Trauer über das, was einmal war und nie mehr sein wird. Niemand gibt mir das wieder. Kein Arzt der Welt und kein Geld der Welt. So ist das Leben. Das ist jetzt meines. Ich bin unendlich traurig.

Man darf auch einmal traurig sein. Man darf es auch einmal zulassen. Also spiele ich mein Lied rauf und runter und heule. Ich lasse es zu.

Hoffnung

Ich werde mein Kind aufwachsen sehen!
Die Zukunft wird toll. Mir wurde etwas genommen, aber ich wurde noch viel mehr beschenkt. Alles wird gut. Ich vertraue.

Es hätte schlimmer kommen können. Jetzt bin ich in guten Händen, und Wissenschaft und Medizin entwickeln sich weiter. Ich habe Glück.

Hallo, mein Augenlicht

Ich bin erst 35 Wochen schwanger, als mir plötzlich die Fruchtblase platzt.

Meine Freundin fährt mich aufgeregt ins Krankenhaus, da Max weiter entfernt arbeitet und es nicht mehr rechtzeitig schafft. Im Auto setzen dann die Wehen ein. Die Lage des Kindes spricht für eine natürliche Geburt, doch ich habe ein Gutachten vom Augenarzt. Die Presswehen könnten den Augendruck erhöhen. Also wird mein Sohn per Kaiserschnitt auf die Welt geholt.

Ich höre den ersten Schrei, meine Freundin reicht mir meine Brille, die wir extra mitgenommen haben und ich weine vor Freude. Es ist der schönste Moment meines Lebens. Das ist das Wunder meines Lebens. Der Sinn in meiner verrückten Geschichte. Das ist mein Sohn.

Der Name unseres Sohnes hat übrigens eine schöne Geschichte. Bis zum fünften Monat dachten wir, dass wir ein Mädchen bekämen, und ich hatte mir einen ganz bestimmten Namen in den Kopf gesetzt. Als zweiten Namen wünschte ich mir etwas mit Bedeutung und ich suchte im Internet so vor mich hin. Plötzlich stand da der Name Naira, der in der aus dem Andenraum stammenden, indigenen Sprache Aymaraen, Auge oder Augenlicht bedeutet. Das war es. Also entschied ich mich für diese beiden Namen.

Als ich erfahren habe, dass wir doch einen Jungen erwarten, fanden wir irgendwie keinen passenden Namen, und da kam mir plötzlich der Einfall, den ursprünglich gewählten Zweitnamen mit Bedeutung von hinten nach vorne zu lesen, also quasi umzudrehen. Max war auch gleich begeistert von dieser Idee. So kam ich auf den Namen unseres Sohnes. Mein Augenlicht.

Wenn du jetzt neugierig geworden bist, dann drehe den Namen doch einfach um!

2017 – Sorgen einer Mutter

Unser Baby schläft in meinen Armen, und ich schaue es einfach nur an. Wie wunderschön es ist. Ein perfektes kleines Wunder.

Was ist, wenn ich ihm wehtue? Ich könnte meinem Sohn niemals wehtun, aber was ist, wenn doch? Ich meine unabsichtlich. Was ist, wenn Max recht hat, wenn ich unfähig bin? Was ist, wenn ich die Stiegen hinunterfalle, so wie gestern? Oder mit ihm im Arm stolpere oder irgendwo dagegenlaufe? Was wäre ich dann für eine Mutter?

Wahrscheinlich sind viele Eltern erst mal unbeholfen mit ihren Neugeborenen. Das ist ganz normal. Ich hatte davor überhaupt keine Erfahrungen mit Babys oder kleinen Kindern. Ich wusste weder, wie man sie wickelt oder badet, noch wie man richtig mit ihnen umgeht. Ich hatte keine Vorstellung von all dem.

Jetzt weiß ich plötzlich alles. Ich weiß, dass man sein Kind einfach nur beschützen will. Vor so unendlich vielem da draußen. Meine Priorität Nummer eins ist nun, neben all den anderen Dingen, meinen Sohn vor Verletzungen durch seine etwas eingeschränkte Mutter zu beschützen. Wenn du das durchziehst, bis er selbst laufen kann, sage ich mir, dann hast du schon gewonnen, Lisa.

Plötzlich wird mein kleines Baby munter und schaut mich ganz verschlafen mit seinen großen Kulleraugen an und mir wird ganz schnell klar, dass ich es immer beschützen werde, egal was kommt.

2017 – Die Unsicherheit

Frag mich nicht wie, aber ich habe tatsächlich in der Schwangerschaft fünfundzwanzig Kilogramm zugenommen, und nein, das Kind kann es nicht gewesen sein, das hatte nur 2,6 kg.

Ich bin eitel und will wieder zurück zu meiner alten Form. Also melde ich mich im

Fitnessstudio an. Dann lese ich aber einen Beitrag über Glaukom und Sport in einem Forum und recherchiere im Internet.

Ich habe schon eine derartige Panik, etwas falsch zu machen, dass ich einfach alles im Internet nachgoogle.

Glaukom und Rauchen, Glaukom und Morbus Crohn, Glaukom und Ernährung, Nahrungsergänzung und, und, und. Ich darf dies nicht, ich soll jenes nicht … die Medikamente, die mir bei Morbus Crohn helfen würden, können aber bei Glaukom wieder schaden …

Gut, ich sollte also extremes Krafttraining meiden. Blasmusik übrigens auch. Wie cool, dass ich keine Trompete spielen will. Yeah! Ich will aber trainieren, also suche ich mir Gleichgesinnte im Internet, und tatsächlich finde ich einige junge Glaukompatienten, die mir Tipps und Ratschläge geben. Eine Betroffene schickt mir sogar einen Trainingsplan.

Es fühlt sich gut an, sich auszutauschen. Mit Max übe ich die richtige Atmung für den Sport mit Gewichten.

Die Kilos purzeln, doch das schlechte Gefühl bleibt. Die Sorge, ich könnte noch mehr meines Sehvermögens einbüßen, verfolgt mich immerzu. Noch weniger wäre eine Katastrophe. Nein, so darfst du nicht denken, sage ich mir immer wieder. Stress ist auch nicht gut.

Zwischendurch kämpfe ich auch mit meiner Nikotinsucht. Das Rauchen habe ich schon in der Schwangerschaft aufgegeben, doch jetzt habe ich wieder mit E-Zigaretten angefangen, möglichst mit kaum oder ohne Nikotin, um den ganzen Stress irgendwie zu ertragen. Es ist alles nicht einfach, auch für uns als Paar. Ich versuche also schrittweise, ganz vom Nikotin loszukommen.

Gelegentlich gönne ich mir eine echte Zigarette. Ich überlege im Spaß, ob ich nicht zu trinken beginnen sollte, da Rotwein in Maßen ja gesund sein soll. Rauchen verengt ja die Arterien, Rotwein erweitert sie. Laut meiner Rechnung sollte ich dann wieder auf null sein. Vielleicht doch lieber zwei Gläschen pro Zigarette, dann bin ich auf der sicheren Seite, scherze ich innerlich.

Dass das kein medizinischer Ratgeber ist, habe ich ja bereits geschrieben! Ich glaube, auch der Glaukom-Papst und jeder andere Arzt schlägt die Hände über dem Kopf zusammen, wenn er das liest … Sorry, liebe Ärzte. Ich weiß, wie schlecht Rauchen generell ist, da kann man nichts verharmlosen.

Im konkreten Fall von Glaukom ist es natürlich miserabel, da Nikotin, wie oben erwähnt, Arterien verengt und infolgedessen die kleinsten Gefäße im Auge ebenfalls. Das ist jetzt nur meine Laien-Erklärung, aber so ähnlich ist es, da gibt es nichts schönzureden!

Das sind innere Konflikte, die ich mit mir führe. Ich schreibe hier nicht *über* eine Krankheit, sondern über das Leben *mit* einer Krankheit. Mit allem, was dazu gehört. Ängste, Gedanken, einfach pure Realität. Meine Realität.

Es ist schrecklich. Ich gebe mir ganz viel Schuld, gleichzeitig weiß ich, dass ich alles gebe. Ich kann nicht noch mehr geben. Jede gerauchte Zigarette ist ein Misserfolg. Doch man könnte auch einfach sagen: Jede nicht gerauchte Zigarette ist ein Erfolg, für mich, meine Gesundheit und meine Augen.

Was ich seit einiger Zeit unterstützend nehme, sind Ginkgo-Tabletten. Ginkgo Biloba kann nachweislich den Blutfluss verbessern und soll diesen auch im Sehnerv anregen.
Positive Berichte darüber finden sich in mehreren Ratgebern, auch Studien wurden dazu durchgeführt.
Selbstverständlich ersetzen Nahrungsergänzungsmittel niemals die verordneten Medikamente, auch der Behandlungsplan deines Arztes kann dadurch nicht umgangen werden. Dennoch war der positive Effekt auch schon bei beginnender Demenz und Tinnitus zu beobachten. Eine etwaige Einnahme sollte aber auf jeden Fall ärztlich abgesprochen werden.

2018 – Möglichkeiten

Verzweifelt suche ich nach Möglichkeiten. Nach Möglichkeiten, mein Sehen etwas zu verbessern. Gibt es vielleicht doch Heilung? Kann man vielleicht doch was machen? Wie fast jeder in so einer Situation will ich mich nicht damit abfinden, dass nichts getan werden kann.

Seit Wochen durchforste ich Foren im Internet und lese Bücher. Schließlich finde ich eine interessante Seite und sehe mir die Homepage mal genauer an. Ein Center in Deutschland verspricht Verbesserung bei Sehnervenschäden durch Wechselstromtherapie. Ich schreibe das Center an und wir stehen in Korrespondenz. In einem meiner Foren frage ich nach Erfahrungsberichten, finde aber keine. Das Ganze kostet wirklich viel Geld, aber das wäre es mir wert. Außerdem finde ich eine pensionierte Augenärztin in Österreich, die Augenakupunktur anbietet. Ich mache mir einen Termin aus und wir vereinbaren zehn Sitzungen. Das möchte ich zuerst versuchen.

Am Ende bin ich um einiges ärmer, mein Gesichtsfeld ist aber unverändert schlecht. Das Center aus Deutschland schickt mir noch eine Rechnung für die Beratungskosten. Herrlich.

Erbliche Veranlagung

Meine Mutter hat mir erzählt, dass wohl auch ihr Vater, also mein bedauerlicherweise schon verstorbener Opa, Glaukom hatte. Aber erst in den letzten Jahren seines Lebens. Dadurch konnte er am Ende nicht mehr zeichnen und malen. Das war seine große Leidenschaft, und wahrscheinlich habe ich nicht nur diese von ihm geerbt, sondern auch das Glaukom. In unserer Familie gibt es definitiv eine erbliche Komponente, weshalb ich meinen Sohn auch regelmäßig kontrollieren lasse. Auch bei meiner Schwester ist das Glaukom zum Glück früh diagnostiziert und behandelt worden, mein Bruder blieb bis jetzt verschont.

Leider geil

Wenn ich male, bin ich frei. Ich kann ich sein und die Welt so sehen, wie ich sie sehen will.

Ich war immer schon kreativ, doch seit ich die Diagnose „Fortgeschrittenes Glaukom" erhalten habe, ist das Malen eine richtige Leidenschaft geworden. So kann ich meine Gefühle, Ängste und Gedanken verarbeiten. Da ich kein Atelier oder Ähnliches habe, veranstalte ich meine Malsessions im heimischen Wohnzimmer, was zwar jedes Mal in eine Riesensauerei ausartet, aber was soll's.

Kann es sein, dass ich Dinge jetzt bewusster wahrnehme? Oft gefallen mir meine eigenen Bilder nicht und ich übermale sie, um sie dann wieder zu übermalen. Manchmal habe ich das Gefühl, fertig zu sein, manchmal aber auch nicht. Ich möchte einen Teil von mir verwirklichen. Ein Stück Ewigkeit im eigenen Wohnzimmer. Das gefällt mir.

Ab und zu kommen Gedanken auf, was sein wird, wenn das alles irgendwann nicht mehr geht? Wenn ich nicht mehr malen kann, wie mein Opa damals, wenn ich Hilfe brauche und nicht mehr allein zurechtkomme? Ich möchte noch viele Jahre leben, doch werden meine Augen das mitmachen?

Ich schminke mich gerne und achte auf mein Äußeres, wer wird mich dann schminken und stylen, wenn ich nichts mehr sehe? Bin ich eine Narzisstin, weil ich mir Gedanken mache, was passiert, wenn ich mein eigenes Spiegelbild nicht mehr sehen kann? Im Kopf gehe ich das Prozedere durch und stelle mir vor, wie Max mich zurechtmacht und ich hinterher wie ein Clown aussehe.

Einmal habe ich den Glaukom-Papst gefragt, ob ich mir aus medizinischer Sicht eine Wimpernverlängerung machen lassen kann. Das sind diese Einzelwimpern, die mit einem recht aggressiven Kleber an die eigenen Wimpern geklebt werden und mehrere Wochen halten. Ich hatte das mal vor Jahren und eine böse Allergie davon bekommen, sodass ich alles wieder entfernen lassen musste.

Angeblich gibt es jetzt Allergiker-Kleber ... Wie auch immer. Ich glaube, so eine Frage hat ihm noch niemand gestellt. Er schaut mich irritiert an und sagt: „Lassen Sie es lieber bleiben."

Okay Herr Doktor ...

Ich setze nun auf magnetische Wimpern für den richtigen Miss-Green-Star-Style und habe *schon eine ganz nette Nebenwirkung meiner neuen drucksenkenden Augentropfen feststellen können. So steht nämlich im Beipackzettel bei den Nebenwirkungen „verstärktes Wimpernwachstum". Leider geil!*

Ich mag kein Tollpatsch mehr sein

Wann verstehen sie endlich, dass ich kein verdammter Tollpatsch bin? Ich bin es so leid, ständig euer Elefant im Porzellanladen zu sein. Die Idiotin, der alles runterfällt, die stolpert und lustig wo dagegenrennt. „Unsere Lisa", heißt es dann liebevoll. Das ist nett, dass ich das bin. Ich will eure Lisa sein – so wie ich bin. Lacht mit mir und lacht über mich, aber ich bin kein Tollpatsch.

Jahrelang habe ich selbst geglaubt, dass ich dieser Tollpatsch bin. Es war lustig, ich habe auch darüber gelacht. Aber jetzt ist es genug. Ich mag kein Tölpel mehr sein.

Memo an mich „Ich bin kein Tollpatsch".

Alltagsgeschichten

Oft tue ich mir bei den alltäglichsten Dingen schwer, zum Beispiel dabei, den Einkauf vom Wagen aufs Kassenband zu legen. Irgendwie macht mich das total nervös. Außerdem legen die Kassierer/innen ja meistens auch noch ein Tempo an den Tag, dass du dir denkst: Schalt mal einen Gang runter. Als wäre das ein Formel-1-Rennen, und man müsse die Pole-Position verteidigen. Das geht so schnell, da verliere ich leicht den Überblick. Mir kommt vor, ich werde dann öfters blöd angesehen, wenn mir wieder etwas hinunterfällt oder ich die Dinge komisch auf das Band staple. Natürlich kann ich meinen Kopf bewegen und somit mein Blickfeld erweitern, aber durch diesen enormen sportlichen Ehrgeiz der Kassierer/innen sehe ich die Dinge oft nicht, oder sie verschwinden blitzschnell aus meinem Bild.

Selbstverständlich weiß ich, dass es nicht wirklich nur der Ehrgeiz ist, sondern heutzutage überall Druck herrscht, schneller, besser, größer zu sein, mehr Leistung erbringen zu müssen. Ja, unsere Welt ist schnelllebig und hastig. Nichts wird mehr mit Ruhe gemacht und wenn, dann zahlen wir viel Geld für unsere Ruhe, um uns vom alltäglichen Stress zu erholen. Für mich ist das alles oft einfach zu schnell, um folgen zu können, im wahrsten Sinne des Wortes.

Was dann dabei rauskommt? Seltsame Blicke und Bemerkungen, was ich nicht für ein „Patscherl", wie man so schön in Österreich sagt, bin. Aber was soll ich tun? Fremden nehme ich es ja nicht einmal übel, woher sollen sie denn wissen, dass ich gar nicht so ein großer Trampel bin. Ich kann ja schließlich nicht durch den Supermarkt schreien: „Hallo, ich bin Lisa und ich bin behindert!"

Supermärkte und Drogerien können überhaupt sehr gefährlich sein. Zum Beispiel, wenn in einer Drogerie plötzlich eine Kiste am Boden steht, einfach so, du es aber erst merkst, wenn du schon darüber gestolpert bist. Oder diese Aufsteller, kennst du die? Die Dinger, auf denen die Angebote der Woche draufstehen, oder so kleine

Häppchen zum Kosten ... Zumindest gab's das mal vor Corona, wer sich noch erinnern kann.

Auf jeden Fall können das Todesfallen für Sehbehinderte sein, ähm, oder zumindest Stolpersteine.

Von Nebenwirkungen und so

Mittlerweile fällt es mir schwer, meine Augenringe zu überschminken. Jahrelanges Anwenden von verschiedensten drucksenkenden Augentropfen hat die Haut um meine Augen herum dunkel verfärbt.

Manchmal werde ich darauf angesprochen, dass ich müde aussehe – okay Leute, ich habe ein Kleinkind, was erwartet ihr? Manchmal werde ich gefragt, ob ich illegale Rauschmittel konsumiere, auf gut Deutsch: Ob ich mir ab und an gern ein Tütchen reinziehe – oder gelegentlich einen über den Durst trinke.

Nope, ich bin keine dauermüde Kifferin und auch keine Gelegenheitsalkoholikerin. Es ist schlicht und einfach eine Nebenwirkung der Augentropfen. Auch die Augenfarbe kann sich laut Beipackzettel bei längerer Anwendung mancher Tropfen verändern. So können sich blaue oder grüne Augen, hauptsächlich die, die davor schon einen geringen Braunanteil oder andersfarbige Sprenkel hatten, dunkler verfärben. Ich hatte immer ganz hellblaue Augen, auf die ich sehr stolz war, mittlerweile sind sie nur noch blaugrau. Ob ich mir das alles einbilde, weil ich durch den Hinweis auf die mögliche Nebenwirkung sensibilisiert wurde? Mag sein. Als ob es nicht völlig egal ist, schließlich steht die Wirkung des Medikaments im Vordergrund.

Wahrscheinlich. Dennoch beschäftigt es mich, vor allem als junge Frau.

Was mich auch beschäftigt hat, wobei ich lange Zeit keinen Zusammenhang mit den Augentropfen gesehen habe, sind Atembeschwerden. Ich hatte oft aus dem Nichts heraus das Gefühl, keine Luft zu bekommen, als läge ein riesengroßer Stein auf meiner Brust. Aus Panik bin ich deshalb sogar das erste Mal in meinem Leben zum Lungenfacharzt gegangen, Händchen haltend mit meiner besten Freundin.

Um ehrlich zu sein, der Hypochonder in mir hat mich bereits dem Tode geweiht im Grab gesehen. Komisch, der Lungenfacharzt konnte nichts Auffälliges feststellen. Erst als ich in einem Forum von dieser Nebenwirkung bei gewissen Augentropfen gelesen habe, sprach ich den Glaukom-Papst darauf an. Wir wechselten die Tropfen und die Beschwerden waren schlagartig verschwunden.

Irgendwann haben Max Mustermann und ich übrigens geheiratet und er hat mich zu Mrs. Green Star gemacht.

Oktober 2019 – Dunkle Flecken am Horizont

Man hört nur das leise Plätschern des Baches und die sanften Bewegungen der Blätter im Wind. Ich sitze an meinem Ort.

Mein Ort der Trauer, mein Ort der Gedanken, mein Ort, wenn ich mal kurz dem hektischen Alltag entkommen will, mein Ort der Stille. Ein größerer Stein am Ufer eines kleinen Baches, in der Nähe meines Elternhauses. Immer wieder kehrte ich hierher zurück. In meiner Kindheit, in meiner Jugend und jetzt, so kurz nach dem Tod meines Vaters.

Leere könnte man das Gefühl, das ich empfinde, nennen, doch ist das überhaupt ein Gefühl?

Ich bin eine Meisterin der Verdrängung, nur so komme ich klar, doch immer kann ich nicht verdrängen. Eine Träne läuft über mein Gesicht und ich blicke in Richtung Himmel. Es ist hell und das Licht blendet mich, dunkle Flecken hängen über dem Horizont, manche sind grau, andere sind verschwommen. Wie ein Vorhang, der mich ärgern will, trüben diese Flecken erbarmungslos mein Bild. Ich sehe einen Baum, der schon bunte Blätter trägt, so wunderschön und doch bereits kurz davor, seine Krone zu verlieren.

Ich zünde mir eine Zigarette an und führe den inneren Kampf weiter. Vielleicht bin ich an allem selbst schuld? Warum bin ich nur so schwach? Vielleicht habe ich nicht genug getan?

„Ein Glaukom tritt meist erst nach dem 40. Lebensjahr auf – in dem Alter leiden 2,4 Prozent der Menschen am Grünen Star. Mit zunehmendem Alter steigt das Risiko für die Augenkrankheit: Ab dem 75. Lebensjahr sind 8 Prozent betroffen. Grüner Star kann aber auch angeboren sein."

(Quelle: glaukom.de)

2020 – Von Nettigkeiten und so

„Bist blind oda wos, Deppate, host eh dei Brün auf!", schreit mich eine Dame in nettem Wienerisch an und zeigt mir dabei den Stinkefinger, nachdem ich sie unabsichtlich am Bahnhof angerempelt habe. Ich habe mich sofort entschuldigt. Hat wohl nichts gebracht. Selber deppat, denke ich mir …

Natürlich hätte diese Worte wahrscheinlich jeder andere auch abbekommen, und ich war einfach nur zur falschen Zeit am falschen Ort und habe die falsche Person angerempelt, aber dennoch wiegen solche Beschimpfungen in meiner Seele schwer. Vielleicht schwerer als bei anderen. Ich habe oft Angst vor Menschenmassen, da ich manchmal einfach jemanden übersehe oder gegen jemanden laufe. Manchmal geht es halt so aus.

2020 – Autsch, ich glaub, mich knutscht die Autotür

Ich bin zu Besuch bei meiner besten Freundin und ihrer Mutter. Da mein Kind schon sehr müde ist und nörgelt, beschließe ich, nach Hause zu fahren.

Die Freundin und ihre Mutter begleiten mich nach draußen und ich verabschiede mich. Ich bin gerade dabei, die Autotür aufzumachen, da fällt mir noch was ein und ich drehe mich um …

Glaukom-Alarm!

Version 1

Ich weiß natürlich, dass überall versteckte Gefahren lauern können, rede noch kurz mit den beiden und drehe mich wieder mit Bedacht in Richtung offene Autotür, um einzusteigen. Ich fahre nach Hause, um mein Kind schlafen zu legen.

Version 2

Ich bin mit den Gedanken schon daheim und lege mein nörgelndes Kind schlafen.

In dem Moment schmettere ich mir die Autotür mit voller Wucht gegen die Schläfe, weil sich die Türkante genau in meinem Gesichtsfeldausfall befand. Ich fahre unter Schmerzen nach Hause und lege mein Kind schlafen, jedoch mit einem Bluterguss im Gesicht und einem blauen Auge.

Tägliche Hürden eines Glaukom-Patienten: Es endet mit Version 2.

Was mich an dem ganzen Vorfall sehr schockiert hat, ist, dass sogar engste Freunde eher einen prügelnden Ehemann hinter meinem Veilchen im Gesicht vermutet haben, als einen Unfall aufgrund meiner Sehbehinderung. Dass mein Mann mich nicht schlägt, brauche ich hier nicht noch mal extra zu erwähnen …

Tipp: Ein eisgekühlter Löffel hat sich zum Kühlen blauer Augen sehr bewährt.

2021 – Von Höflichkeiten und so

Ich bin auf dem Weg in den Supermarkt um die Ecke, um für meine Kolleginnen und mich eine Jause zu kaufen. Es ist klirrend kalt, also gehe ich zügig und zielgerichtet ins Geschäft.

Die Supermarktkette bringt jedes Jahr so ein Sticker-Album heraus, wo man ab einem bestimmten Einkaufswert ein Päckchen Aufkleber gratis bekommt. Mein Sohn sammelt diese Sticker, also frage ich den Verkäufer beim Bezahlen an der Kasse nach der Höhe des Einkaufswertes. „Erst ab 10 Euro", antwortet er knapp. Mein Einkauf macht nur 9,80 Euro aus und ich bin gerade dabei, mich umzudrehen und das Geschäft zu verlassen, als der Herr an der Kasse mir nachruft und ein paar Päckchen Sticker hinhält: „Warten Sie, nehmen Sie die mit."

Ich bin ganz perplex und sage: „Danke, das ist aber nett!" Plötzlich entgegnet er: „Sie haben mich vorher nicht gegrüßt, obwohl ich Sie zweimal gegrüßt habe. Das ist unhöflich!" „Tut mir leid, ich sehe schlecht", antworte ich entschuldigend. „Hören tun Sie aber nicht schlecht", motzt der Kassier. Woraufhin ich mich wieder entschuldige: „Sorry, ich habe Sie auch nicht gehört."

Denkt er, ich bin ein schlechter Mensch, weil ich ihn nicht gegrüßt habe? Hat er mir die Sticker nur doch noch gegeben, als ich schon beim Verlassen des Geschäftes war, weil er zeigen wollte, dass er ein besserer Mensch ist?

Eigentlich sollte ich mir nicht den Kopf darüber zerbrechen, ich habe ihn schließlich nicht mit Absicht ignoriert, trotzdem geistert das noch länger in meinem Kopf herum …

Es gab auch schon eine ähnliche Situation in der Arbeit, als jemand meinte, ich sei unhöflich, weil ich ihn nie grüße. Das hat dann meinerseits in Tränen geendet, weil ich mich so gekränkt habe.

2021 – Meine Lieblingsuntersuchung

Ich will nicht mehr, ich kann nicht mehr. Ständig diese Arztbesuche. Ich sitze im Zug und fahre nach Wien zum Augenarzt. Meine wenige Freizeit geht drauf, weil ich schon wieder zu irgendeinem Termin muss.

Dazwischen die Organisation, wer aufs Kind aufpasst und die Diskussion, ob ich frei bekomme oder Urlaub nehmen muss. Entweder muss ich zum Arzt wegen meines Bauches, oder es steht wieder eine Audienz beim Glaukom-Papst an. Zu Letzterem muss ich echt häufig. Entweder zum Augendruckmessen oder für das volle Programm inklusive Gesichtsfeldtest. Mir ist angst und bange vor dieser Untersuchung. Ich kann davor schon kaum schlafen und bin schrecklich angespannt. Mit feuchten Händen sitze ich dann da. Die Dame, die diese Untersuchungen macht, kennt mich schon und sagt: „So, jetzt kommen wir wieder zu Ihrer Lieblingsuntersuchung". In der Tat ist das meine Lieblingsuntersuchung, NICHT!

Ich sterbe tausend Tode davor, währenddessen und danach.

Mein Tag ist anschließend hinüber und meine Stimmung im Keller. Ich will einfach zwanghaft mein Bestes geben.

Die Zeit, in der ich in dieses Kästchen schaue, fühlt sich an wie eine Ewigkeit. Kann es sein, dass es so lang dauert, weil ich so schlecht abschneide? Die Dame sagt, es gibt wohl Fangfragen, das Gerät kann nicht ausgetrickst werden. Trotzdem fühlt es sich so an, als würde ich es austricksen. Hat der Lichtpunkt jetzt wirklich geleuchtet, oder belüge ich mich selbst und er ist gar nicht da? Schummle ich mich etwa besser? Würde ich in Wirklichkeit etwa noch schlechter abschneiden? Soll ich nur dann mit dem „Joystick" in meiner Hand drücken, wenn ich den Punkt wirklich sehe, oder auch, wenn ich ihn mir einbilde? Kann es sein, dass ich ihn mir einbilde, oder rede ich mir das nur ein? Konzentration Lisa, du bist super, du machst das toll, rede ich mir währenddessen gut zu. Nicht blinzeln, du könntest was übersehen, sagt eine andere Stimme in meinem Kopf. Plötzlich juckt es mich vor Nervosität an den unmöglichsten Stellen und ich kann mich nicht kratzen, ich muss mich konzentrieren. Kratz dich, sagt ein Impuls. Nein, ich muss mich konzentrieren, ich muss abliefern, sagt die andere Stimme. Schweiß läuft über meine Stirn. Endlich fertig. Das Ergebnis ist schlecht wie immer. Ich bin frustriert. Es ist frustrierend.

2021 – Die Hölle auf Erden

Die Hölle auf Erden, ich weiß, wo sie ist. Sie befindet sich in einer ca. 5000m² großen Mega-Halle südwestlich von Wien.

Sie nennt sich auch Indoorspielplatz.

„Gehen wir dorthin, das ist so super!", O-Ton meiner guten Freundin Niki. Okay – gesagt, getan, nun sind wir also hier. Das Paradies für Kinder auf drei Etagen und in zwei miteinander verbundenen Hallen. Hier ist alles mega. Megagroß, megalang, megalaut. Kind ist begeistert, yay! Ich jedoch befinde mich in meinem persönlichen Albtraum, überall lauern Gefahren in Form von Gegenständen, die von der Decke hängen,

Dingen, wo ich dagegen rennen könnte und Kindern, die mir vor die Füße laufen.

Lachen, Lisa, denke ich mir, halte durch. Kind hat auch tatsächlich und sichtlich Spaß, es gibt schließlich Rutschen, die schier unendlich scheinen, und Trampoline, soweit das Auge reicht (zumindest seines).

„Mama komm!", schreit mein Kind mit auffordernden Blick, und so schnell kann ich gar nicht schauen, verschwindet es auch schon in der Röhrenrutsche. Also schnell hinterher. Rutsche runter, Klettergerüst rauf, dazwischen kurz zur Freundin und ihren Zwillingen rüber brüllen, aufs Trampolin, wieder runter, durch die Tunnel, die augenscheinlich für Zwergenkinder gebaut worden sind. Wieder rutschen, autsch mein Kopf, hoch die Leiter, ups ein Kind, durchs Bällebad, holterdiepolter, da ist ja was am Boden, ich lande zum Glück weich auf einer Matte, aufrappeln und weiter geht's.

„Das ist cool", sagt mein Kind glücklich. „Ja, sehr cool", antworte ich keuchend.

Wir wollen endlich nach Hause gehen und sammeln unsere Kinder ein. Ich drehe mich nur kurz zu Niki und sage etwas, schaue mich wieder um – plötzlich ist mein Kind weg. Ich suche überall. Wir schreien seinen Namen, ich brülle mir quasi die Seele aus dem Leib, bis ich keine Stimme mehr habe. Panisch renne ich durch die Halle, mir schießen die Tränen in die Augen. Mein Kind ist weg! Ich kann meinen Sohn nicht finden, alles ist unübersichtlich, sicher auch für Eltern ohne Sehbehinderung, aber für mich ist es die Hölle.

Auf einmal die erlösende Durchsage, per Lautsprecher wird nach mir gesucht.

Schließlich hole ich mein weinendes Kind von der Kassa ab. Die Hölle auf Erden, ich sag ja, ich habe sie gefunden.

November 2021 – Oh Baby

Meine Freundin hat ein Baby bekommen, und ich besuche sie endlich zu Hause. Ich war davor Ewigkeiten verkühlt, na ja, Coronazeit ist ja auch noch, da kann man in dem Zustand kein Neugeborenes besuchen. Nun bin ich endlich fit.

Ich habe Tränen in den Augen, als ich die Kleine zum ersten Mal halte. Ich denke an meinen kleinen Schatz, als er so winzig war, und wünschte, ich könnte das noch einmal erleben. Die Freundin bittet mich kurz, mit ihrer Tochter in den oberen Stock zu gehen, damit sie unten ordentlich lüften kann. Gesagt, getan. Ich kuschle mich mit dem Baby ins Kinderzimmer oben und fühle mich kurz in alte Zeiten versetzt, als ich selbst zum ersten Mal Mama geworden bin. Dann ruft sie mich, ich kann wieder hinunterkommen.

Glaukom-Alarm!

Ich habe jetzt zwei Möglichkeiten:

Version 1

Ich richte meinen Blick auf jede Stufe, zu groß ist die Angst, ich könnte hinfallen. Konzentration Lisa, der Gang diese paar Stufen runter kommt mir wie eine Ewigkeit vor. Ganz fest halte ich die Kleine in meinen Armen, schreite langsam, sicher und konzentriert jede Stufe einzeln hinunter und bringe das Baby wieder zu seiner Mutter.

Version 2

Durch meine glaukombedingten Gesichtsfeldausfälle übersehe ich eine Stufe, rutsche aus und falle hin. Natürlich tue ich alles, um das Kind nicht zu verletzen, und lande auf meinem Hintern.
Diagnose: Steißbeinprellung.

Tägliche Hürden eines Glaukom-Patienten.
Diesmal kann ich dich allerdings beruhigen. Aufgrund meiner Vorsicht endete es ausnahmsweise mit Version 1.

Entscheidungen begleiten einen durch jeden Tag. Wenn man sich nicht ständig konzentriert, kommt es unweigerlich zu Version 2.

2021 – Von Kaffee und so

Es ist 8 Uhr morgens im Lockdown und wir haben absolut nichts zu tun in der Arbeit. Meine Kollegin und ich sind müde und vertreiben uns die Zeit mit Tratsch und Kaffee.

Ich sitze ihr gegenüber und wir unterhalten uns über die neue Netflix-Serie. Ich bin gerade dabei, mir den Papierbecher mit Kaffee zu greifen, den uns die Kollegin vom Automaten geholt hat. Der schmeckt zwar nicht wirklich gut, aber was soll's.

Glaukom-Alarm!

Version 1

Ich drehe mich vorsichtig in Richtung Kaffeebecher, unterbreche kurz meine Kollegin beim Plaudern, fokussiere den Becher und nehme ihn vorsichtig in die Hand, um einen Schluck zu trinken.

   Danach stelle ich ihn wieder auf dem Pult ab und tratsche gemütlich weiter.

Version 2

Ich greife mir den Kaffeebecher, trinke einen Schluck, will ihn wieder abstellen, tratsche weiter und in dem Moment schütte ich mir den gesamten Kaffee über meine weiße Bluse, in Richtung der Kollegin auf den Boden und über den Bürostuhl.

Wir sind nun auch ohne Kaffee munter und schnappen uns Papiertücher, um den Saustall wegzumachen.

Tägliche Hürden eines Glaukom-Patienten: Es endete mit Version 2, einer neuen geborgten Bluse und einem frischen Kaffee, aber mit Deckel.

Vorurteile und anderer Quatsch

Meine neue Kollegin ist mir nicht ganz geheuer. Aus einem unbekannten Grund ist sie mir sogar unheimlich. Trotzdem suche ich das Gespräch und will freundlich zu ihr sein. Wir kommen doch relativ schnell auf private Themen wie Krankheiten und Esoterik. Sie kann angeblich die Aura von Menschen sehen. Aha. Als sie meinte, Menschen hätten Glaukom, weil sie Scheuklappen wie ein Pferd trügen und nicht über den Tellerrand hinausschauten, schalte ich ab. Meine Ohren machen dicht. Hat die das jetzt wirklich gesagt?

Überhaupt habe ich schon die kuriosesten Dinge gehört, was den grünen Star betrifft. Ich weiß, man sagt eigentlich Glaukom, aber grüner Star gefällt mir als Miss Green Star irgendwie besser. Klingt freundlicher, oder?

Die Klassiker, die man zu Glaukom-Patienten (mit Gesichtsfeldausfällen) nicht sagen sollte:

1) „Ah, das hatte meine Oma auch, die wurde vor zwei Wochen operiert und sieht jetzt wieder richtig gut. Mach doch auch mal eine OP."

Ok ok, Schätzelein, danke für den Tipp, aber wenn sie nach der OP wieder richtig gut sieht, dann handelt es sich mit ziemlicher Sicherheit nicht um den grünen, sondern um den grauen Star, auch Katarakt genannt. Auch nicht cool. Aber heilbar. Also kein Vergleich zum Glaukom.

2) „Jetzt hast du doch eh eine neue Brille, warum siehst du nicht gut?"

Ja, das stimmt, ich habe eine neue Brille und sie hilft mir bestimmt, meine Sehschärfe zu verbessern, aber mein Problem ist nicht diese, sondern mein eingeschränktes Gesichtsfeld.

Eine meiner absoluten Lieblingsaussagen, wenn ich irgendwo zum Beispiel aus weiter Entfernung ein klitzekleines Straßenschild lesen kann:

3) „Na, du siehst ja besser als ich, so schlimm kann es ja nicht sein mit deinen Augen."

Ja, ich kann dieses klitzekleine Schild lesen, aber wenn neben mir ein Mord passieren würde, ich würde es nicht bemerken.

Mein zentrales Gesichtsfeld ist zum Glück noch intakt und somit kann ich, wenn ich mich geradeaus fokussiere, alles scharf sehen. Auch die klitzekleine Schrift auf der Tafel. Probiere doch mal, durch ein Schlüsselloch zu schauen, da siehst du doch auch nicht den ganzen Raum, aber das, was du erkennen kannst, ist scharf. Außer natürlich du hast fünf Dioptrien, dann setze dir vorher eine Brille auf.

4) „Du bist also fast erblindet, hast du denn nichts bemerkt?"

Nein, tatsächlich nicht wirklich, da es ein schleichender Prozess war und auch noch immer ist. Wäre es von einem Tag auf den nächsten passiert, wäre ich wahrscheinlich erschrocken. Unser Gehirn ist zu Unglaublichem fähig und hat die fehlenden Teilchen in meinem Bild wohl lange kaschiert. Außerdem war es für mich normal. Was ich damit meine: Stell dir vor, wir stehen beide mit geradem Blick, ohne unseren Kopf zu bewegen, vor einer Allee mit vielen Bäumen, du siehst zehn Bäume nebeneinanderstehen, ich aber nur fünf. Für uns beide sieht das Bild, das wir sehen, normal aus, solange wir die Bäume nicht zählen und die Anzahl, die wir sehen, miteinander vergleichen.

Ich wusste lang nicht, dass etwas mit mir nicht stimmt. Selbst die Regenbogen um Lichter habe ich in der Vergangenheit für selbstverständlich und für jeden sichtbar gehalten.

5) „Und den hohen Augendruck hast du auch nicht bemerkt?"

Nein, nur als ich einen Glaukom-Anfall hatte und notoperiert wurde. Einen hohen Augendruck merkt man, wenn überhaupt, erst ab Werten um die 40/50. Deshalb ist die Krankheit ja so tückisch, weil sie schmerzfrei und lange unbemerkt verläuft.

6) „Wie siehst du?"

So wie du, mit den Augen.

7) „Wieso fährst du noch mit dem Auto?"

Weil ich mich immer strikt an Version 1 halte.

Nein, ehrlich, darauf gibt es keine zufriedenstellende Antwort. Darüber sind sich auch die Augenärzte nicht einig bei diesem Thema. Ich halte mich an das Gutachten der Sachverständigen und an Version 1. Vorsicht, lieber einmal zu viel den Kopf bewegen als einmal zu wenig. Zudem hat sich meine Reaktion über die Jahre sicher automatisch verbessert.

Irgendwann einmal wird es nicht mehr gehen, dessen bin ich mir bewusst, und diesen Zeitpunkt will ich nicht verpassen.

Mist, wo ist jetzt schon wieder der Mauszeiger hin? Du hast keine Ahnung, wie oft ich beim Schreiben dieses Buches den verdammten Mauszeiger gesucht habe.

2021 – Movie Time

Kinoabend ist angesagt, Kind ist bei den Großeltern, wir haben endlich mal wieder Zeit zu zweit. Ich habe mich extra herausgeputzt und meine hohen Stöckelschuhe an. Wir sind zu früh dran, darum beschließen wir noch einmal an die frische Luft zu gehen, um uns die Beine zu vertreten. Max sagt noch zu mir: „Pass auf die Stiegen auf!"

GLAUKOM-ALARM!

Version 1

Ich weiß, dass ich heute hohe Schuhe anhabe und ganz besonders aufpassen muss, da mir fast das komplette Gesichtsfeld im unteren Bereich fehlt. Ich hänge mich daher in Max' Arm ein und richte meinen Blick in Richtung Boden, Stufe um Stufe, bis wir schließlich unten angekommen sind.

Version 2

In dem Moment, in dem Max sagt: „Pass auf die Stiegen auf!", übersehe ich eine Stufe, rutsche aus und schmettere mehrere Stufen hinunter, mein Handy fällt mir dabei aus der Hand und kracht mit einem lauten Geräusch zu Boden. Alle Blicke sind auf mich gerichtet. Ich erhebe mich, elegant wie eine Prinzessin, schnappe mir mein Handy und schreie: „Nichts passiert!"

Tägliche Hürden eines Glaukom-Patienten: Es endete mit Version 2.
Ich habe mir ordentlich wehgetan, sage aber nichts, aus Angst, Max würde wieder mit mir schimpfen.

Endlich, eh schon viel zu spät im Kinosaal angekommen, schaffe ich es, mir auch noch die halbe Portion Nachos drüberzuschütten und meinen lieben Mann mit Cola zu taufen. Vom Film bekommen wir auch nicht allzu viel mit, das liegt aber nicht an nassen Hosen oder Käsesoße am Pullover, sondern daran, dass wir versehentlich in eine englische Originalvorstellung geraten sind. Upsi, aber das ist eine andere Geschichte …

Nachdem ich am Weg aus dem Kino tatsächlich noch ein weiteres Mal über dieselben Stiegen stolpere und mir fast den Schädel auseinanderhaue, gibt es im Auto ein ernstes Gespräch mit Max.

Max ist stinksauer auf mich, ich versuche das Gespräch darauf zu richten, wie toll der Kinoabend war. Mein Motto ist schon seit Jahren, mir nichts anmerken zu lassen und einfach weiterzumachen. So passiert es oft, dass mir etwas hinunterfällt, oder ich wo dagegenrenne und danach ohne ein Wimpernzucken einfach weitermache.

Wahrscheinlich ein jahrelang trainierter Abwehrmechanismus. Das wirkt bestimmt befremdend auf andere Menschen. So, als wäre mir alles egal. Aber es ist meine Art, damit umzugehen. Der Scham zu entkommen. Einfach kein Tollpatsch sein zu wollen.

Max hat die Angewohnheit, in solchen Situationen, wütend oder aggressiv zu werden. Aber nicht auf mich, sondern einfach auf die Situation. Er sagt mir, dass er vor Sorge um mich oft nicht schlafen kann, dass das Leben mit mir für ihn oft so ist, als würde er ein rohes Ei durch einen Ninja-Warrior-Parcours befördern müssen.

Wir vereinbaren, dass ich zu gewissen Anlässen vielleicht mehrmals überlege, ob ich wirklich Stöckelschuhe tragen sollte, und übe für den Ernstfall noch an dem Abend zu Hause das Treppensteigen mit hohen Absätzen. Dabei fließen auch Tränen.

Memo an mich selbst: Um den Film entspannt als Ganzes sehen zu können, eher die hinteren Reihen bevorzugen.

Was ist schon normal?

Nun erzähle ich dir schon die ganze Zeit, was ich nicht kann. Dabei gibt es so viel mehr, das ich kann. Nicht jeden Tag passieren mir Missgeschicke, es muss ja den Eindruck auf dich machen, als würde ich nur so durchs Leben stolpern und als wäre die ganze Welt ein Hindernisparcours für mich. Na ja, vielleicht ein wenig, aber es gibt viel mehr Tage, an denen ich vergesse, als Tage, an denen ich meine Einschränkung bewusst wahrnehme. Ich bin dann nicht die Sehbehinderte, sondern einfach Mama,

Kollegin, Freundin oder einfach Lisa. Ich bin dann auch nicht die eingeschränkte Mama, Kollegin, Freundin oder Lisa. Sondern einfach ich. Ganz normal. Warum sollte man auch nicht normal sein?

Normal ist immer so ein Wort. Ich weiß nicht, ein seltsames, ungenaues Wort. Was ist schon normal? Was ist unnormal? Okay, normal ist, was der Norm entspricht. Doch wer bestimmt die Norm, und warum ist unnormal so negativ behaftet? Es sei denn, man ist unnormal schön oder unnormal intelligent. Wie auch immer. Ich nenne es nicht unnormal, sondern anders.

Anders bin ich, aber das bist du auch, denn jeder ist anders. So, genug philosophiert, es ist also nicht täglich die absolute Apokalypse bei mir. Meist ist mein Leben sogar ziemlich langweilig. Ich passe viel mehr auf als früher. Wenn ich einen Raum betrete, checke ich ihn gleich auf etwaige Gefahren und Stolperfallen ab. Ich bewege meinen Blick lieber einmal zu viel als zu wenig. Auch beobachte ich alles sehr genau, manchmal ertappe ich mich sogar dabei, wie ich Leute unabsichtlich anstarre. Die müssen sich ja denken: „Was für eine Irre."

Ich habe lang überlegt. Ich habe mich gefragt: „Lisa, gibt es etwas, das sich seit deiner Diagnose Glaukom positiv verändert hat?"

Ich könnte jetzt lügen und sagen: „Alles ist so toll, ich bin ein neuer Mensch seither und sehe alles mit anderen Augen."

Aber nope. Ich muss dich enttäuschen, ich bin erstens nicht der weibliche Dalai Lama und zweitens, hat sich nicht einfach alles ins Positive verändert. Warum sollte es auch? Ich würde mir und allen anderen etwas vormachen.

Es ist beschissen. Es ist beschissen, mit Glaukom zu leben und zu wissen, dass es keine Heilung gibt. Es ist beschissen, mit Flecken im Bild herumzulaufen und nicht mal ein drittel Gesichtsfeld übrigzuhaben. Es ist beschissen, nicht ernst genommen zu werden und sich ständig wehzutun.

Aber mein Leben ist nicht beschissen. Ich habe eine wunderbare Familie und Freunde, wir haben ein schönes Zuhause und ich darf wundervolle Dinge erleben. Ich gehe meinen Hobbys nach, ich bin kreativ und male. Ich habe in der Schwangerschaft mein eigenes Kleinunternehmen gegründet und entwerfe dafür alles selbst am Computer. Das Bedienen der Programme habe ich mir selbst beigebracht. Es ist zwar jetzt alles anders, aber doch ist es gleich. Nicht positiver, nicht negativer. Wie soll man sonst mit etwas umgehen, das man nicht ändern kann, als es zu akzeptieren und ein bisschen zu verdrängen?

Was sich auf jeden Fall geändert hat, ist die Sichtweise auf andere Menschen. Vielleicht trägt die Verkäuferin im Supermarkt diese superkomischen bunten Armbänder, um ihre von Rasierklingen zerschnittenen, vernarbten Arme zu verdecken? Vielleicht fragt die Kollegin öfters mal dieselben Dinge immer und immer wieder, weil sie schlecht hört, sich aber schämt, das zuzugeben? Vielleicht traut sich das Kind das Buch nicht vorzulesen, weil es stottert und Angst hat, ausgelacht zu werden? Oder vielleicht grinst der Postbote, obwohl ihm zum Weinen zumute ist? Wir wissen es nicht. Wir urteilen aber oft schnell.

Außerdem ist mir einfach nochmal bewusster denn je geworden, wie endlich alles ist und wie dankbar ich sein darf. Wir fragen uns immer, was kommt, und grübeln, was einmal war, anstatt das JETZT zu genießen.

Jetzt sehe ich und jetzt bin ich hier! Ich hasse es eigentlich, Schicksale und Krankheiten miteinander zu vergleichen. Es ist immer so, als müsste man Beweise aufbringen, wie schlimm oder nicht schlimm die eigene Lage ist, wie ein regelrechter Konkurrenzkampf, wem es schlechter geht.

Wer beurteilt das eigentlich, was schlechter und was besser ist? Objektiv betrachtet geht es dem Menschen, der blind ist, schlechter als dem, der nur sehbehindert ist. Der Todkranke ist sicher schlechter dran als der mit nur einem gebrochenen Bein, und der Reiche hat mehr als der Arme. Doch was, wenn der Blinde es von Geburt an nicht anders kennt und der Todkranke glücklich und bereit zu gehen ist? Was, wenn der mit dem gebrochenen Bein bei dem Unfall seine ganze Familie verloren hat? Der Reiche unglücklich ist und der Arme zufrieden? Plötzlich ist der Reiche arm. Was ist, wenn man auch ohne alles glücklich sein kann und mit ganz viel nicht alles hat?

Memo an mich: Augentropfen nicht vergessen und nur ein Glas Rotwein trinken ;)

Bin ich verrückt?

Immer wieder kneife ich ein Auge zusammen. Wieder und wieder kneife ich eines zusammen, um mit dem anderen zu sehen, was ich nicht mehr sehe. Menschen, die mich nicht kennen, müssen mich für irre halten, wie eine Verrückte mit Tics. Na ja, irgendwo ist es schon ein Tic. Ich mache es im Zug, in der Arbeit, zu Hause beim Fernsehen und am häufigsten draußen in der Natur. Denn in der Natur fällt es mir am meisten auf. Wenn ich den Ausblick von den Bergen aus ansehe und mir dunkle Flecken ins Tal hängen. Wenn ich am Meer bin und in die unendlichen Weiten blicken will, aber mir ein Vorhang die schöne Sicht versperrt.

Manchmal frage ich Max, was er in seinem Gesichtsfeld wahrnimmt, er streckt dann seine Arme seitlich aus und kann seine Fingerspitzen sehen. Bei mir ist da nichts. Meine Fingerspitzen kommen erst wieder zurück ins Bild, wenn ich meine Arme weit genug vorstrecke. Falte ich die Hände direkt vor meinem Gesicht, als würde ich beten, kann ich sie noch vollständig und scharf erkennen, da sie im zentralen Fokus sind. Ja, ein Gebet könnte ich jetzt benötigen. Aber wie gesagt, ich bin nicht der Dalai Lama.

Wie kannst du so leben, frage ich mich selbst in diesen Momenten. Ich weiß es nicht, sage ich mir, um das alles dann bis zum nächsten Augenkneif-Tic-Moment zu verdrängen.

„In der Jugend beträgt das Gesichtsfeld eines Menschen knapp 180 Grad, im Alter sinkt der Bereich auf knapp 140 Grad. Zum Vergleich: Die Fliege hat mit ihren Facettenaugen ein Gesichtsfeld von 300 Grad, der Frosch sogar von 330 Grad ." (Quelle: Wikipedia)

Wo ist jetzt wieder der Mauszeiger hin???

2021 – Ein grüner Stern

Ich bin wieder beim Glaukom-Papst und warte und warte, das kennen wir ja schon. Ich mag ihn mittlerweile wirklich, schließlich fühle ich mich in seiner Ordination schon wie im Altersheim, ähm, wie zu Hause, und er hat mein Augenlicht bisher tatsächlich gerettet. Einmal habe ich ihm sogar Schokolade mitgebracht und mich bei ihm bedankt. Er ist Teil meiner Geschichte.

Als ich mit gefühlt noch ein paar grauen Haaren mehr endlich drankomme, gibt es schlechte Nachrichten. Mein Gesichtsfeld, das über die letzten fünf Jahre quasi stabil war, sieht schlechter aus. Es war immer schlecht, aber stabil schlecht.

„Was können wir tun?", frage ich den Doktor. „Der Augendruck ist doch nicht hoch?"

„Kommen Sie in drei Monaten noch mal", erwidert der Glaukom-Papst. „Man kann nur engmaschig kontrollieren und gegebenenfalls den Druck noch mehr senken."

Am Weg zur U-Bahn zerfressen mich meine Gedanken, ich denke an meinen Sohn und an all das, was ich noch mit ihm sehen und erleben will. Ich denke, dass ich noch jung bin, also zumindest noch nicht so alt (außer bei meinem Sohn, der sagte letztens: „Mama, du bist uralt, gell?"), und ich rechne im Kopf wie viele Jahre mir wohl noch als Sehende bleiben.

Als ich auf meinem Weg zur U-Bahn durch die Blindengasse gehe, breche ich innerlich zusammen und kann meine Tränen nicht mehr halten.

Ich erzähle Max zu Hause von den schlechten Nachrichten, meinen Ängsten und Sorgen. Von meiner Angst, bald nicht mehr Auto fahren oder arbeiten zu können. Von meiner Angst, meinen Sohn nicht aufwachsen zu sehen.

Max beruhigt mich, sagt, dass sich die Wissenschaft weiterentwickelt und wir nur hier im Moment leben können. Ein bisschen was zu sehen ist besser als gar nichts zu sehen.

Ich lege mein Kind schlafen, kuschle mich zu ihm, gebe ihm einen dicken Kuss auf die

Stirn. Dann gehe ich runter in die Küche, drehe Weihnachtsmusik auf und backe Kekse.

„Danke für dieses Leben", sag ich mir und beiße in den frischen Keks mit den bunten Zuckersternen darauf. Einer fällt mir hinunter. Er ist grün.

Schlusswort – Mein Rat für dich

Hast du etwa gerade die Diagnose Glaukom erhalten oder leidest gar schon länger darunter? Bist du ein Angehöriger oder eine Angehörige und weißt nicht so recht, wie du helfen kannst? Vielleicht hattest du aber auch einfach nur Lust auf ein richtig gutes Buch ... Wie auch immer, du bist willkommen. Du bist willkommen, zu verstehen und verstanden zu werden.

Falls du selber betroffen bist – ja blöd. Aber du bist nicht allein. Es gibt, wie du siehst, noch andere Trampeltiere wie dich. Du stolperst nicht allein durch die Weltgeschichte. Geh regelmäßig zum Arzt deines Vertrauens, lass die Prozeduren und Untersuchungen über dich ergehen. Natürlich kannst du auch zu einer Ärztin gehen, aber ich habe heute schon genug gegendert. Tropfe deine Augen regelmäßig ein, wenn das so angeordnet wurde. Hab Vertrauen in deinen Arzt, wenn er das Glaukom bei dir erkannt hat. Hole dir aber auch gern eine zweite Meinung ein. Hauptsache du gehst zum Arzt! Auch wenn du Regenbogen magst, glaub niemals, dass sie alltäglich seien. Lass dich nie mehr als Tollpatsch bezeichnen, falls du Gesichtsfeldausfälle hast. Erkundige dich und lies nach, aber lass dich nicht verrückt machen! Sei wachsam und vorsichtig, aber lass dir niemals den Spaß verderben.

Aber das Wichtigste: Gib niemals auf! Das Leben ist lebenswert und es gibt noch so viel zu entdecken …

Bist du ein Angehöriger oder eine Angehörige und weißt nicht so recht, wie du mit der Erkrankung deiner/deines Liebsten umgehen sollst?

Versuche einfach, verständnisvoll zu sein. Auch wenn man die Krankheit nicht sieht, ist sie dennoch da. Vielleicht fühlst du dich hilflos und machtlos und auch ein bisschen auf der Strecke geblieben. Lass auch diese Gefühle zu, es ist normal. Es ist sicher nicht einfach, mit einem chronisch kranken Menschen zusammenzuleben. Vor allem weiß man nicht so recht, was man tun kann. Sei einfach da, hör zu und nimm ernst. Wenn etwas nicht gesehen wird, dann wird es wirklich nicht gesehen. Weise auf Gefahren und Hindernisse hin, sei wachsam, aber ohne zu bevormunden. Wir sind nicht blöd, nur ein bisschen blind.

Anhang – Tipps zur Fleckenentfernung

Im Laufe meiner Glaukom-Karriere habe ich mir schon das ein oder andere Kleidungsstück angeschüttet.

Bei kleinen Kaffeeflecken auf weißen Blusen habe ich sehr gute Erfahrungen mit Backpulver gemacht. Dazu einfach den Fleck mit Backpulver bestreuen und einwirken lassen, danach mit einer Bürste in den Stoff einmassieren und wie gewohnt waschen.

Tee lässt sich mit Zitronensaft super entfernen. Reibe dazu einige Tropfen auf den Fleck und lasse ihn einwirken, dann wasche das Kleidungsstück bei gewohnter Temperatur.

Gallseife hat sich bei Saft und Fettflecken gut bewährt.

Manchmal hilft aber ganz einfach auch nur eine neue Bluse.

Danksagung

Ich danke ganz besonders zwei Menschen, die mich von Anfang an bei diesem Projekt, meinem Buch, unterstützt haben – meinem Mann und seinem Onkel Christian.

Max, ich danke dir dafür, dass du in mein Leben gekommen bist, als es am dunkelsten war, mich immer begleitet, aufgebaut und unterstützt hast auf meinem Weg und mir wieder Licht und Liebe geschenkt hast. Danke, dass du mich zu Mrs. Greenstar gemacht hast.

Christian, ich danke dir dafür, dass du mich motiviert hast, dieses Buch zu schreiben, obwohl ich mich selbst bei dem Gedanken daran belächelt habe. Ich danke dir dafür, dass du mir immer mit Rat und Tat zur Seite standest.

Ich danke auch meiner Familie, insbesondere meinen Eltern, von ganzem Herzen.

Mama, danke, dass du mich zum Arzt geschleppt hast, dass du niemals müde warst zu betonen, wie wichtig die Glaukom-Vorsorge ist, dass du meine Zickereien ertragen hast und danke, dass du mir mein Unverständnis verzeihst.

Papa, danke, dass du immer an mich geglaubt hast und mich trotz schwerer Krankheit zu so vielen Arztterminen gefahren hast. Ich bin mir sicher, du hättest jeden noch so kleinen Fehler in meinem Manuskript sofort gefunden!

Ich danke außerdem der lieben Dame, die immer die Gesichtsfeldtests in der Papstresidenz bei mir durchführt. Sie hat mich auf die Idee zu diesem Buch gebracht!

Keinen geringen Anteil an der Fertigstellung haben auch Birgit, Erda, Jutta, Dani, Andrea sowie meine Schwiegermutter Eva, die sich bereit erklärt haben, meine noch völlig unformatierten geistigen Ergüsse zu lesen und zu korrigieren. Das war bestimmt nicht einfach. Ich danke euch innigst für eure Arbeit und euer wertvolles Feedback!

Zu guter Letzt danke ich dem Glaukom-Papst, dem Arzt, der nach meinem Anfall sofort reagiert und mir das Augenlicht gerettet hat, sowie meinem operierenden Arzt und dem gesamten Team der Augenabteilung des Krankenhauses.

Literaturverzeichnis

Dr. Anton Hommer (Vorsitzender Glaukom Kommission der ÖOG): A-Z der Augengesundheit. Grüner Star – Glaukom.

Online unter URL:

https://www.augen.at/a-bis-z-der-augengesundheit/gruener_star.php (Stand: 06.06.2022).

Deutscher Wetterdienst: Wetter und Klimalexikon. Halo-Erscheinungen.

Online unter URL:

https://www.dwd.de/DE/service/lexikon/Functions/glossar.html?lv2=101094&lv3=101154 (Stand: 06.06.2022).

Gutblick: Hoher Augendruck.

Online unter URL:

https://www.gutblick.ch/de/hoher-augendruck (Stand: 06.06.2022).

Gesundheitsinformation.de: Institut für Qualität und Wirtschaftlichkeit im Gesundheitswesen (IQWiG). Aktualisiert am 17. Juli 2019.

Online unter URL:

https://www.gesundheitsinformation.de/gruener-star-glaukom.html (Stand: 22.07.2022).

Glaukom.de: Initiativkreis zur Glaukom Früherkennung E.V., Fragen und Fakten.

Online unter URL:

http://www.glaukom.de/glaukom-wissen-und-vorbeugen/was-sie-ueber-glaukome-wissen-sollten/ (Stand: 06.06.2022).

Wikipedia. Die freie Enzyklopädie: Gesichtsfeld (Wahrnehmung). Aktualisiert am 16. März 2022.

Online unter URL:

https://de.wikipedia.org/w/index.php?title=Gesichtsfeld_(Wahrnehmung)&oldid=221199467 (Stand 06.06.2022).